JN155943

朝日脳活ブックス

思いだしトレーニング
間違いやすい漢字・熟語

朝日新聞出版

はじめに

――漢字の思いだしトレーニングで、間違いやすい漢字も怖くない！――

パソコンやスマホ無しでは、もはや暮らせないような時代になって、漢字を書く機会がめっきりと減ってしまいました。毎日の生活の中で文字を書くこと自体、ほとんど無くなったという方もいるでしょう。そんな中で、たまに書いた漢字が間違っていたとなれば、恥ずかしいことこの上なしですね。

さらに、知っているはずだがどうしても思いだせない漢字、間違って覚えたまま使い続けてきてしまった漢字、合っているかどうか不安になってしまって書けない漢字などなど……。これでは、ますます漢字が書けなくなってしまいます。

そんな、あやふやになった漢字を思いだしてもらうための本が、この『朝日脳活ブックス　思いだしトレーニング　間違いやすい漢字・熟語』です。

じつは、人間の脳は何歳になっても成長することが可能なんです。「ど忘れが増えたのも、もの覚えが悪くなったのも年齢のせいだ」と、あきらめてしまったあなた。そんなあなたこそ、毎日、少しずつで構いません。この本の読み書き問題に取り組んでみてください。「思いだす」と「覚える」を繰り返すことで、あやふやだった漢字も、次第に確かな記憶として定着していきます。その楽しさを実感できたとき、あなたの脳は以前の若々しさを取り戻していることでしょう。

本書の使い方

問題は全5章あります。知っていて当たり前の漢字から、漢字検定1級レベルの超難問まで、全983問をご用意しました。解答は、全て問題の次のページに記してあります。問題を解いたら、解答をチェックして自己採点もしてみましょう。

ここで大事なのは、一度の結果で一喜一憂しないことです。ひと通り終えたら、しばらく日を置いて再びチャレンジしてみてください。何度でも繰り返すことで、読めなかった漢字、書けなかった漢字が、驚くほど思いだせるようになります。

では、早速チャレンジして、今のあなたの実力をチェックしてみましょう！

朝日脳活ブックス編集部

もくじ

第2章 なぜか、間違いやすい定番の漢字編 全184問

第4章 奥深い！ テーマ別で学ぶ漢字の世界編

全216問

●表記について

本書で使用している漢字は、主に平成22年内閣告示の常用漢字表に定められている文字を使用しています。また、一部では正字（旧字体）なども使用しています。

第1章

簡単なのに、間違いやすい基本の漢字編

全216問

第１章は、書き間違いや読み間違いなど、間違いやすい漢字を中心に出題しています。似たような漢字が多く、覚え間違えたまま使っていた場合もあるでしょう。思わぬ発見もあるかもしれませんので、復習のつもりで、取り組んでみてください。

漢字実力レベル診断

何問正解できたか採点して、自分の実力をチェックしてみましょう。

200問正解：博　士レベル

160問正解：秀　才レベル

120問正解：一般人レベル

小手調べ問題です。漢字の読みを答えてください。

①欠片

②柿落とし

③快癒

④釣果

⑤霜害

⑥真贋

⑦役務

⑧人倫

⑨償却

⑩懐柔

⑪仮初

⑫幾年

故郷を離れ、はや――

⑬拙速

⑭棟上げ

⑮知己

⑯席捲

① **かけら**
ごくわずかな量の例え。正常な状態の物体から欠けたもののこと。

② **こけらおとし**
新設の劇場などの建物で、初めて行われる催しもののこと。

③ **かいゆ**
病気や怪我が完全に治ること。本復。全快。

④ **ちょうか**
釣れた魚の数や量。または、その獲物のこと。「釣果を競う」。

⑤ **そうがい**
春の霜によって、発芽したばかりの農作物が枯れる被害のこと。

⑥ **しんがん**
本物と偽物。本物か偽物かということ。「真贋を見極める」。

⑦ **えきむ**
公的な仕事のこと。また、他人のために行う労働のこと。

⑧ **じんりん**
家族や友達、上司と部下などの人間関係における秩序。人道。

⑨ **しょうきゃく**
借金などを返すこと。償還。とくに減価償却の略で用いられます。

⑩ **かいじゅう**
うまく話を持ちかけて相手を手なずけ、意のままに操ること。

⑪ **かりそめ**
そのとき限りの間に合わせ。また、そこまで重大ではないこと。

⑫ **いくとせ**
どれくらいの年数。ある程度まとまった年数。「いくねん」とも。

⑬ **せっそく**
出来は良くないが、仕上がりが速いこと。「巧遅は拙速に如(し)かず」。

⑭ **むねあげ**
木造住宅の骨組みが完成し、最上部に棟木(むなぎ)を納めること。その儀式。

⑮ **ちき**
自分の気持ちや考えをよくわかってくれている人。または、知人。

⑯ **せっけん**
激しい勢いで、領土を片っ端から攻め、勢力範囲を広げること。

小手調べ問題です。漢字の読みを答えてください。

① 秘奥
② 恣意
③ 労う
④ 傲慢
⑤ 羨望
⑥ 塑像
⑦ 脆弱
⑧ 狂奔
⑨ 喧伝
⑩ 憂患
⑪ 叙景
⑫ 顛末
⑬ 雪渓
⑭ 慶弔
⑮ 冥利
⑯ 半平

①**ひおう**
容易に達することのできない学問や技芸の奥深いところ。

②**しい**
気ままな思いつき。自分の思い通りに振る舞う心。勝手な考え。

③**ねぎらう**
自分と同等、または下の者の苦労や尽力に感謝する。「労を労う」。

④**ごうまん**
自分が優れていると思い込み、偉そうに他人を侮り、見下すこと。

⑤**せんぼう**
優れた人や恵まれた人をうらやましく思うこと。「羨望の的となる」。

⑥**そぞう**
粘土や石膏を用いて造った像。現代では、ブロンズ像の原型にも。

⑦**ぜいじゃく**
身体や組織などがもろく弱いこと。また、そのさま。「脆弱な地盤」。

⑧**きょうほん**
狂ったように走り回ること。また、ある目的のために努力すること。

⑨**けんでん**
盛んに言い立て、世に広く知らせること。「広く喧伝された事件」。

⑩**ゆうかん**
不安に思い、あれこれ考えて苦しみ悩むこと。憂い。

⑪**じょけい**
見たままの自然の風景を、詩や文章に書き記すこと。「叙景詩」。

⑫**てんまつ**
物事の最初から最後までの経過。いきさつ。「事の顛末を語る」。

⑬**せっけい**
高山の渓谷に積もった雪が、夏になってもなお残っているところ。

⑭**けいちょう**
結婚や出産などのお祝い事と、死や葬儀などのお悔やみ。

⑮**みょうり**
善業の報いとして得た、思いがけない幸福。「冥利に尽きる」。

⑯**はんぺん**
すりつぶした魚肉に、山芋やデンプンを加えて蒸し固めた練り製品。

送りがなの問題です。正しい送りがなを書き入れてください。

① ほこらしい　誇［　　］

② あらかじめ　予［　　］

③ たわむれる　戯［　　］

④ めずらしい　珍［　　］

⑤ あまやかす　甘［　　］

⑥ いましめる　戒［　　］

⑦ かんがみる　鑑［　　］

⑧ はじる　恥［　　］

⑨ はなはだしい　甚［　　］

⑩ くちる　朽［　　］

⑪ こらしめる　懲［　　］

⑫ おそろしい　恐［　　］

⑬ みにくい　醜［　　］

⑭ またたく　瞬［　　］

⑮ つかまえる　捕［　　］

⑯ いさましい　勇［　　］

① **誇らしい**
例誇らしい顔つきで発言する

② **予め**
例予め電車の発車時刻を調べておく

③ **戯れる**
例海で、波と戯れる

④ **珍しい**
例都会には珍しい静かな場所だ

⑤ **甘やかす**
例ついつい自分の子供を甘やかす

⑥ **戒める**
例気が緩まないよう、自らを戒める

⑦ **鑑みる**
例過去の事例を鑑みる

⑧ **恥じる**
例自分の軽率な発言を恥じる

⑨ **甚だしい**
例あの人は非常識も甚だしい

⑩ **朽ちる**
例その俳優の人気は朽ちることがない

⑪ **懲らしめる**
例いたずらをした子供を懲らしめる

⑫ **恐ろしい**
例街灯のない暗い夜道は恐ろしい

⑬ **醜い**
例その言い争いは非常に醜い

⑭ **瞬く**
例少年は瞬く間に有名人になった

⑮ **捕まえる**
例庭で蝶々を捕まえる

⑯ **勇ましい**
例勇ましい応援歌のもと、試合が始まった

送りがなの問題です。正しい送りがなを書き入れてください。

① なげかわしい　嘆
② ついやす　費
③ なまめかしい　艶
④ あきなう　商
⑤ たしかめる　確
⑥ ほまれ　誉
⑦ おちいる　陥
⑧ さわがしい　騒
⑨ ほころびる　綻
⑩ おびやかす　脅
⑪ もうでる　詣
⑫ うとましい　疎
⑬ やわらかい　柔
⑭ やわらげる　和
⑮ おとしいれる　陥
⑯ なつかしい　懐

① 嘆かわしい
例 嘆かわしい事件が起こった

② 費やす
例 制作活動に時間を費やす

③ 艶かしい
例 艶かしい目つきで異性を見る

④ 商う
例 ここでは、深夜に商う多くの店が軒を連ねている

⑤ 確かめる
例 噂が本当かどうかを確かめる

⑥ 誉れ
例 彼は、英雄の誉れ高い人物だ

⑦ 陥る
例 敵の術中にまんまと陥る

⑧ 騒がしい
例 工事のために外が騒がしい

⑨ 綻びる
例 ジャケットの袖口が綻びる

⑩ 脅かす
例 彼の出現は、私の地位を脅かす

⑪ 詣でる
例 命日なので、先祖の墓に詣でる

⑫ 疎ましい
例 名前を聞くのも疎ましいほど嫌いだ

⑬ 柔らかい
例 柔らかい感触のクッション

⑭ 和らげる
例 緊張を和らげるマッサージ

⑮ 陥れる
例 人を陥れる行為はよくない

⑯ 懐かしい
例 アルバムを見ると、懐かしい思い出が蘇る

送りがなの問題です。正しい送りがなを書き入れてください。

① 虐　しいたげる
② 汚　けがらわしい
③ 窮　きわまる
④ 奉　たてまつる
⑤ 芳　かぐわしい
⑥ 嘲　あざける
⑦ 若　もしくは
⑧ 逞　たくましい
⑨ 遮　さえぎる
⑩ 傍　かたわら
⑪ 憎　にくらしい
⑫ 滑　なめらか
⑬ 恨　うらめしい
⑭ 憧　あこがれる
⑮ 揺　ゆらがない
⑯ 煩　わずらわしい

① **虐げる**
例 強者が弱者を虐げる

② **汚らわしい**
例 その話は聞くのも汚らわしい

③ **窮まる**
例 打つ手は無い、「進退ここに窮まる」だ

④ **奉る**
例 使者が貢物を奉る

⑤ **芳しい**
例 芳しい花の香りが部屋中に広がる

⑥ **嘲る**
例 相手の失敗を嘲る

⑦ **若しくは**
例 知事若しくは副知事の許可がいる

⑧ **逞しい**
例 ラグビー選手は逞しい体つきをしている

⑨ **遮る**
例 カーテンで外からの視界を遮る

⑩ **傍ら**
例 国道の傍らに立つお地蔵様

⑪ **憎らしい**
例 憎らしいほど実力がある

⑫ **滑らか**
例 滑らかにスケートリンクを滑る

⑬ **恨めしい**
例 私に恥をかかせたあの人が恨めしい

⑭ **憧れる**
例 多方面から信頼の厚い先輩に憧れる

⑮ **揺らがない**
例 なんと言われようと、決心は揺らがない

⑯ **煩わしい**
例 煩わしい手続きをしなくてはならない

読み間違いやすい熟語です。読みを答えてください。

① 一段落

② 伝播

③ 公達
人物を指す場合

④ 遵守

⑤ 柔和

⑥ 年俸

⑦ 行脚

⑧ 嗚咽

⑨ 出納帳

⑩ 所望

⑪ 因縁

⑫ 完遂

⑬ 伝馬船

⑭ 兵糧

⑮ 月極

⑯ 猛者

解答

① いちだんらく
一つの段落。物事に区切りがつく。「ひとだんらく」は誤りです。

② でんぱ
次々と広く伝わること。波動が広がっていくこと。

③ きんだち
親王などの皇族の人々。官庁などからの通達の場合は「こうたつ」。

④ じゅんしゅ
規則や道徳などに従い、守ること。「そんしゅ」じゃありません。

⑤ にゅうわ
人柄や性質などが優しく、穏やかな様子。「じゅうわ」は誤読。

⑥ ねんぽう
一年単位で定めた給料。俸が棒に似ているため「ねんぼう」と読む人も。

⑦ あんぎゃ
修行のため、僧が諸国を巡ること。「こうきゃく」は誤りです。

⑧ おえつ
息や声を詰まらせて泣くこと。「めいいん」とは読みません。

⑨ すいとうちょう
入出金を記録した帳簿。「しゅつのうちょう」とは読みません。

⑩ しょもう
望む事柄。望むこと。「しょぼう」と読んでは恥ずかしいですよ。

⑪ いんねん
縁起。宿命。縁。理由。言いがかり。「いんえん」の連声（れんじょう）。

⑫ かんすい
やり通すこと。成し遂げること。「かんつい」と読みがちです。

⑬ てんません（ぶね）
荷物の積み下ろしに使う小型の和船。「でんばせん」とは読みません。

⑭ ひょうろう
戦時中における兵士の食糧。米。「ひょうりょう」は誤りです。

⑮ つきぎめ
1カ月を単位として契約を結ぶこと。「げっきょく」は×。

⑯ もさ（もうざ）
優れた技量や力を持つ人。勇猛果敢な人。「もうじゃ」は誤りです。

読み間違いやすい熟語です。読みを答えてください。

① 悪寒
② 曲者
③ 帰依
④ 今際
⑤ 一矢
⑥ 遊説
⑦ 他人事
⑧ 代替
⑨ 境内
⑩ 巧拙
⑪ 踏襲
⑫ 一献
⑬ 相殺
⑭ 言質
⑮ 汎用
⑯ 一足飛び

① おかん
急な発熱で感じる不快な寒け。「あっかん」は誤りです。

② くせもの
盗賊などのあやしい者。また、一癖ある人。「まがりもの」は誤読。

③ きえ
神仏や高僧を信じ、その力にすがること。「きい」とは読みません。

④ いまわ
「今は限り」の略で、死に際や臨終の意。「いまぎわ」は誤読です。

⑤ いっし
一本の矢。「一矢を報いる」。「いちや」とは読みません。

⑥ ゆうぜい
各地をまわって自身の意見や主張を説くこと。「ゆうせつ」は×。

⑦ ひとごと
自分に無関係なこと。よそ事。「たにんごと」と読みがちです。

⑧ だいたい
それに見合う他物で代えること。「だいがえ」と読む人が多いです。

⑨ けいだい
神社・寺院・教会などの敷地内。「きょうない」は誤読です。

⑩ こうせつ
たくみなことと、つたないこと。「こうしゅつ」ではありません。

⑪ とうしゅう
先人の手法をそのまま受け継ぐこと。「ふしゅう」はだめですよ。

⑫ いっこん
一杯の酒。酒の振る舞い、酒盛り。「いっけん」とは読みません。

⑬ そうさい
差し引きして、帳消しにすること。「そうさつ」は誤りです。

⑭ げんち
後に証拠となるような約束の言葉。本来、「げんしつ」とは読みません。

⑮ はんよう
何にでも用いることができること。「ぼんよう」は誤読の定番。

⑯ いっそくとび
通常の順序を踏まず、飛び越えて進むこと。「ひとあしとび」は×。

間違いやすい四字熟語です。正しいほうに○をつけてください。

① □意気衝天　□意気昇天

② □興味津々　□興味深々

③ □破顔一照　□破顔一笑

④ □自画自賛　□自我自賛

⑤ □金城湯地　□金城湯池

⑥ □古城落日　□孤城落日

⑦ □諸行無情　□諸行無常

⑧ □一攫千金　□一穫千金

⑨ □徹頭徹尾　□徹頭徹美

⑩ □思想堅固　□志操堅固

⑪ □独断専行　□独断先行

⑫ □千偏一律　□千篇一律

⑬ □温故知新　□温古知新

⑭ □五里霧中　□五里夢中

⑮ □答意即妙　□当意即妙

⑯ □単刀直入　□短刀直入

① **意気衝天**（いきしょうてん）
意気込みや元気が、この上なく盛んなこと。またそのさま。

② **興味津々**（きょうみしんしん）
面白みや関心が尽きず、あとからあとからわいてくるさま。

③ **破顔一笑**（はがんいっしょう）
顔をほころばせて、にっこり笑うこと。微笑むこと。

④ **自画自賛**（じがじさん）
自分で自分のした行為を褒（ほ）めること。自慢すること。

⑤ **金城湯池**（きんじょうとうち）
非常に守りの堅いことのたとえ。また、そのような場所、地域。

⑥ **孤城落日**（こじょうらくじつ）
昔の勢いを失い、助ける者もなく、心細く寂しいことの例え。

⑦ **諸行無常**（しょぎょうむじょう）
万物は絶えず変化し続け、決して永遠のものではないということ。

⑧ **一攫千金**（いっかくせんきん）
苦労することなく、一度の機会で大金を手に入れること。

⑨ **徹頭徹尾**（てっとうてつび）
初めから終わりまで意志や方針を曲げずに貫くこと。終始。

⑩ **志操堅固**（しそうけんご）
志や考え・主義などを固く守り、何があっても変えないさま。

⑪ **独断専行**（どくだんせんこう）
自分ひとりの判断に基づいて、勝手に物事を行うこと。

⑫ **千篇一律**（せんぺんいちりつ）
どれもこれも代わりばえがせず、面白みがないこと。

⑬ **温故知新**（おんこちしん）
昔のことをたずね求めて、そこから新しい知識・見解を導くこと。

⑭ **五里霧中**（ごりむちゅう）
物事の手がかりがつかめず、方針や見込みが立たずに困ること。

⑮ **当意即妙**（とういそくみょう）
その場にうまく適応し機転を利かせること。気が利いていること。

⑯ **単刀直入**（たんとうちょくにゅう）
前置きや遠回りなことをせず、いきなり要点に入ること。

間違いやすい四字熟語です。正しいほうに○をつけてください。

①
□不則不離
□不即不離

②
□純真無垢
□純心無垢

③
□軽挙妄動
□軽挙盲動

④
□異句同音
□異口同音

⑤
□羊頭狗肉
□羊頭苦肉

⑥
□温厚徳実
□温厚篤実

⑦
□正真証明
□正真正銘

⑧
□天衣無縫
□天衣無法

⑨
□勇往邁進
□勇王邁進

⑩
□有為天変
□有為転変

⑪
□試行錯誤
□思考錯誤

⑫
□絶対絶命
□絶体絶命

⑬
□傍若不人
□傍若無人

⑭
□片言隻語
□片言責語

⑮
□快刀乱麻
□怪刀乱麻

⑯
□一陽来福
□一陽来復

①**不即不離**（ふそくふり）
二つのものの関係が深すぎでもなく、離れすぎでもないこと。

②**純真無垢**（じゅんしんむく）
清らかでけがれを知らず、心に邪心がまったくないこと。

③**軽挙妄動**（けいきょもうどう）
深く考えずに、軽々しく行動すること。向こう見ずの行動。

④**異口同音**（いくどうおん）
みんなが口をそろえて同じように言うこと。意見が一致すること。

⑤**羊頭狗肉**（ようとうくにく）
実質や内容が見かけと一致しないこと。見かけ倒しのこと。

⑥**温厚篤実**（おんこうとくじつ）
心が温かく穏やかで、人を思いやる気持ちが強く、素直なさま。

⑦**正真正銘**（しょうしんしょうめい）
まったくうそ偽りがないこと。偽りのない本物であること。

⑧**天衣無縫**（てんいむほう）
物事に技巧などの形跡がなく、いかにも自然で、また美しいこと。

⑨**勇往邁進**（ゆうおうまいしん）
目的・目標に向かって、恐れることなく、ひたすら前進すること。

⑩**有為転変**（ういてんぺん）
この世の全ての現象は常に移り変わり、一定ではないということ。

⑪**試行錯誤**（しこうさくご）
新しいことを、いろいろ試して失敗しつつ完成に近づけていくこと。

⑫**絶体絶命**（ぜったいぜつめい）
どうにも逃れようのない、差し迫った状態や立場にあること。

⑬**傍若無人**（ぼうじゃくぶじん）
他人を無視して、人前をはばからず、勝手に振る舞うさま。

⑭**片言隻語**（へんげんせきご）
少しだけの言葉。一言だけの短い言葉。片言隻句（せっく）。一言半句。

⑮**快刀乱麻**（かいとうらんま）
こじれた問題を、もののみごとに処理し、解決することのたとえ。

⑯**一陽来復**（いちようらいふく）
悪いことが続いたあと、ようやく物事がよい方向に向かうこと。

似ている漢字です。正しいほうに○をつけてください。

①
□幣社の方針
□弊社の方針

②
□遺唐使
□遣唐使

③
□軍を統帥する
□軍を統師する

④
□義損金を送る
□義捐金を送る

⑤
□均衡を保つ
□均衝を保つ

⑥
□元気溌剌
□元気溌剌

⑦
□暫時
□漸時

⑧
□暫次
□漸次

⑨
□後悔先に立たず
□後侮先に立たず

⑩
□特微がない
□特徴がない

⑪
□穏便にすます
□隠便にすます

⑫
□貧欲になる
□貪欲になる

⑬
□塔乗券を買う
□搭乗券を買う

⑭
□狼籍者
□狼藉者

⑮
□鬢付け油
□鬘付け油

⑯
□予定が延びる
□予定が延びる

① **弊社(へいしゃ)の方針(ほうしん)**
「弊社」は自分の属する社の謙称。「幣」は、お金の意。

② **遣唐使(けんとうし)**
7〜9世紀に、日本から唐に送られた使節のこと。「遺」は誤り。

③ **軍(ぐん)を統帥(とうすい)する**
「統帥」は、軍隊を統率し指揮すること。「師」は、教える人の意。

④ **義捐金(ぎえんきん)を送(おく)る**
「義捐」は、慈善や公益のための寄付のこと。「義援金」は当て字。

⑤ **均衡(きんこう)を保(たも)つ**
「均衡」は、二つ以上の物事の間で、釣り合いがとれていること。

⑥ **元気溌剌(げんきはつらつ)**
「溌剌」は、いきいきとして元気のよいこと。「刺」は、刺す意。

⑦ **暫時(ざんじ)**
少しの間、しばらくの意。「漸時」は誤り。

⑧ **漸次(ぜんじ)**
しだいに、だんだんの意。「暫次」は誤り。

⑨ **後悔先(こうかいさき)に立(た)たず**
後で悔いても、取り返しがつかないこと。「侮」は、軽視の意。

⑩ **特徴(とくちょう)がない**
「特徴」は、他と比べて目立つ点のこと。「微」は、かすかの意。

⑪ **穏便(おんびん)にすます**
「穏便」は、角を立てずに穏やかに行うこと。「隠」は、隠す意。

⑫ **貪欲(どんよく)になる**
「貪欲」は、次々に欲を出し、満足しないこと。「貧」は、貧しい意。

⑬ **搭乗券(とうじょうけん)を買(か)う**
「搭乗」は、飛行機などに乗り込むこと。「塔」は、細く高い建造物。

⑭ **狼藉者(ろうぜきもの)**
乱暴を働く者のこと。「狼藉」は狼が踏み荒らす意。「籍」は、誤り。

⑮ **鬢付(びんつ)け油(あぶら)**
日本髪を固めたりするのに用いる油のこと。「鬘」は、かつらの意。

⑯ **予定(よてい)が延(の)びる**
予定の日時が先に送られること。「廷」は、政治を行う場所の意。

文中の誤字（一字）を正しい漢字にしてください。

① 特朱な研究に携わる

② 中東粉争に関心を持つ

③ 機械体操クラブに入る

④ 同総会に出席する

⑤ 優偶措置を受ける

⑥ 激的な勝利の瞬間

⑦ 集復作業が終了した

⑧ 沿岸地域の紡積工場

⑨ 熟連の職人に習う

⑩ 家訓は質粗倹約だ

⑪ 冒倹小説に心酔する

⑫ 野性動物の保護運動

⑬ 社長の証認を受けた

⑭ 今夜も得意先の接体だ

⑮ 化粧が固性的な彼女

⑯ 新規の事業が指動する

①特**殊**(とくしゅ)な研究(けんきゅう)に携(たずさ)わる

②中東**紛**争(ちゅうとうふんそう)に関心(かんしん)を持(も)つ

③**器**械体操(きかいたいそう)クラブに入(はい)る

④同**窓**会(どうそうかい)に出席(しゅっせき)する

⑤優**遇**措置(ゆうぐうそち)を受(う)ける

⑥**劇**的(げきてき)な勝利(しょうり)の瞬間(しゅんかん)

⑦**修**復作業(しゅうふくさぎょう)が終了(しゅうりょう)した

⑧沿岸地域(えんがんちいき)の紡**績**工場(ぼうせきこうじょう)

⑨熟**練**(じゅくれん)の職人(しょくにん)に習(なら)う

⑩家訓(かくん)は質**素**倹約(しっそけんやく)だ

⑪冒**険**小説(ぼうけんしょうせつ)に心酔(しんすい)する

⑫野**生**動物(やせいどうぶつ)の保護運動(ほごうんどう)

⑬社長(しゃちょう)の**承**認(しょうにん)を受(う)けた

⑭今夜(こんや)も得意先(とくいさき)の接**待**(せったい)だ

⑮化粧(けしょう)が**個**性的(こせいてき)な彼女(かのじょ)

⑯新規(しんき)の事業(じぎょう)が**始**動(しどう)する

文中の誤字（一字）を正しい漢字にしてください。

①事件の推異を見守る

②準備番端、整った

③事業を興す企業家の育成

④宣伝功果は十分だ

⑤営業所は拡帳工事中

⑥倍審員の判断に従う

⑦盆裁いじりが趣味だ

⑧新しいクラスの但任

⑨彼を犯人と段定した

⑩じつに他彩な顔ぶれ

⑪年齢に制現を設ける

⑫疲労の蓄績が限界だ

⑬成績の底迷が続く

⑭世界情勢を観側する

⑮前標判の高い映画

⑯子供部屋を二階に造築

① 事件の推**移**を見守る

② 準備**万**端、整った

③ 事業を興す**起**業家の育成

④ 宣伝**効**果は十分だ

⑤ 営業所は拡**張**工事中

⑥ **陪**審員の判断に従う

⑦ 盆**栽**いじりが趣味だ

⑧ 新しいクラスの**担**任

⑨ 彼を犯人と**断**定した

⑩ じつに**多**彩な顔ぶれ

⑪ 年齢に制**限**を設ける

⑫ 疲労の蓄**積**が限界だ

⑬ 成績の**低**迷が続く

⑭ 世界情勢を観**測**する

⑮ 前**評**判の高い映画

⑯ 子供部屋を二階に**増**築

同音異義語の問題です。□□に当てはまる漢字を入れてください。

①　クジュウ
A　□□を味わう
B　□□を嘗める

②　カイトウ
A　数学の問題に□□する
B　アンケートに□□する

③　カンサツ
A　行政を□□する
B　自然を□□する

④　イシュク
A　権威の前に□□する
B　気持ちが□□する

⑤　ツイキュウ
A　利潤を□□する
B　責任を□□する

⑥　ホショウ
A　国家の安全を□□する
B　商品の品質を□□する

⑦　タンキュウ
A　天職を□□する
B　真理を□□する

⑧　ハイフ
A　駅前でビラを□□する
B　会議の資料を□□する

①
A 苦渋　B 苦汁
苦渋は、物事が思いどおりに行かず、苦しみ悩むこと。苦汁は、苦い汁のことで、苦くつらい経験をさす。

②
A 解答　B 回答
解答は、問題を解いて答えを出すこと。その答え。回答は、質問や要求などに答えること。返事。

③
A 監察　B 観察
監察は、調査をし、監督すること。また、その役をさす。観察は、物事の状態や変化などを注意深く見ること。

④
A 畏縮　B 萎縮
畏縮は、恐れ畏(かしこ)まって、気持ちが縮こまること。萎縮は、単に縮んだりしなびたりして、小さくなることをいう。

⑤
A 追求　B 追及
追求は、目的を達するまで、どこまでも追い求めること。追及は、どこまでも追いつめて、責任や欠点などを問いただすことをいう。

⑥
A 保障　B 保証
保障は、一定の地位や状態を保護し守ること。保証は、間違いがなく大丈夫であると請け合い、責任をもつと約束すること。

⑦
A 探求　B 探究
探求は、あるものを探し求めて手に入れようとすること。探究は、物事の本質を見極めようとすること。

⑧
A 配布　B 配付
配布は、広くゆきわたるように配ること。配付は、一人ひとりに配って渡すこと。なお、法令では、特別な場合を除き「配布」を用いる。

同音異義語の問題です。□□に当てはまる漢字を入れてください。

①　コウイ
A　□□を寄せる
B　□□に感謝する

②　シュウシュウ
A　ごみを□□する
B　事態を□□する

③　ソウゾウ
A　未来の生活を□□する
B　芸術や文化を□□する

④　キバン
A　パソコンの□□を製作
B　生活の□□を整える

⑤　ミエ
A　□□を張って贅沢をする
B　歌舞伎役者が□□を切る

⑥　イドウ
A　東京から大阪へ□□する
B　総務から営業へ□□する

⑦　カコク
A　□□な自然環境
B　□□な強制労働

⑧　サイゴ
A　□□の力を振り絞る
B　友の□□をみとる

① A 好意 B 厚意

好意は、相手を好ましいと思う気持ち。慕う気持ち。厚意は、思いやりのあつい気持ちのこと。こちらは他人の行いに対して使います。

② A 収集 B 収拾

収集は、あるものを1カ所に集めること。収拾は、拾いおさめること。また、混乱をおさめ、状態を整えることをいう。

③ A 想像 B 創造

想像は、経験のないことを推し量ったり、現実にないことを思い描くこと。創造は、それまでなかった新しいものを初めてつくり出すこと。

④ A 基板 B 基盤

基板は、電気回路が組み込まれている板状のもの。基盤は、物事を成り立たせるための基礎となるもの。土台のこと。

⑤ A 見栄 B 見得

見栄は、見た目。外見を気にして、よりよく見せようとする態度をいう。見得は、歌舞伎の演技で、役者がつけるポーズの一種。

⑥ A 移動 B 異動

移動は、ある場所から他の場所へ移ること。異動は、職場での地位・職務・勤務地などが変わること。人事の動き全般をさす。

⑦ A 過酷 B 苛酷

過酷は、厳しすぎる、ひど過ぎるさまをいう。苛酷は、扱い方などが厳しく容赦ないさま。人に対しての扱いが無慈悲な場合に使います。

⑧ A 最後 B 最期

最後は、物事のいちばんあと。おしまいのこと。最期は、命の終わるとき。死に際。臨終のことをいう。

同音異義語の問題です。□□に当てはまる漢字を入れてください。

①タイセイ
A　受け入れ□□が整う
B　得意の□□に持ち込む

②シュサイ
A　同人誌を□□する
B　コンサートを□□する

③キョウハク
A　人質を盾に□□する
B　寄付を□□する

④コウエン
A　劇団が全国で□□する
B　国際会議で□□する

⑤テキセイ
A　□□価格で販売する
B　□□検査に合格する

⑥ロジ
A　□□栽培の野菜
B　□□裏の居酒屋

⑦ハンコウ
A　□□期の少年少女
B　敵軍の□□で撤退する

⑧トクチョウ
A　彼の□□は仕事の早さだ
B　□□のある声に反応

① A 態勢 B 体勢

態勢は、物事に対する身構えや態度。準備ができている状態のこと。体勢は、体の構え。姿勢をいう。

② A 主宰 B 主催

主宰は、人々の上に立って全体をまとめること。また、その人。主催は、中心となって会や行事などを行うこと。また、その人や団体。

③ A 脅迫 B 強迫

脅迫は、あることをさせようと、相手をおどしつけること。強迫は、自分の意に従わせるため、相手に無理強いすること。

④ A 公演 B 講演

公演は、大勢の観客の前で、演劇・舞踊・音楽などを演じること。講演は、聴衆の前で、ある題目のもとに話をすることをいう。

⑤ A 適正 B 適性

適正は、適当であり、正しいこと。また、そのさま。適性は、性格や性質が、その物事に適していること。また、その性格や性質。

⑥ A 露地 B 路地

露地には、「おおいの無い地面」、また、「細い道」の二つの意味があります。ただし、「露地栽培」「路地裏」のように使い分けが必要です。

⑦ A 反抗 B 反攻

反抗は、手向かうこと。逆らうこと。反攻は、守勢にあったものが逆に攻勢に転じること。

⑧ A 特長 B 特徴

特長は、他と比べて特に優れている点。特別の長所のこと。特徴は、他と比べて取り分けて目立つ点。特有の点をさす。

第2章

なぜか、間違いやすい定番の漢字編

全184問

第２章も、読み書き問題の小手調べに加え、読み間違い、書き間違いをしやすい漢字を載せています。解答には、該当する読みや漢字とともに、それぞれの言葉の解説を載せていますので、併せて記憶に留めるようにしていきましょう。

漢字実力レベル診断

何問正解できたか採点して、自分の実力をチェックしてみましょう。

150問正解：博　士レベル

120問正解：秀　才レベル

80問正解：一般人レベル

小手調べ問題です。漢字の読みを答えてください。

①頻発
②嫡子
③釦
④瓦解
⑤種苗
⑥愚弄
⑦帳尻
⑧俊傑
⑨割愛
⑩侠客
⑪冗長
⑫抄訳
⑬脊髄
⑭頓知
⑮辣腕
⑯先達

① **ひんぱつ**
短期間に、次々と事件や事故などが起こること。

② **ちゃくし**
家督を引き継ぐ子のこと。通常は長男。長男の場合は「嫡男（ちゃくなん）」とも。

③ **ボタン**
衣服の合わせ目を留めるもの。他方にある穴にくぐらせて留める。

④ **がかい**
一部の欠損によって、全体が崩れ落ちること。「土崩瓦解（どほうがかい）」。

⑤ **しゅびょう**
種と苗。栽培漁業では、卵や稚魚のことをさします。

⑥ **ぐろう**
人をばかにしてからかうこと。相手の人格を無視したような言動。

⑦ **ちょうじり**
帳簿の記録の最後の部分。収支の最終計算。転じて、話のつじつま。

⑧ **しゅんけつ**
才知などが飛び抜けて優れていること。また、その人物のこと。

⑨ **かつあい**
惜しみながらも、思いきって省略したり、捨てたりすること。

⑩ **きょうかく**
義侠心（ぎきょうしん）を持って、窮地に追い込まれた人を救う者。侠者（きょうしゃ）。

⑪ **じょうちょう**
余分なもの。文章や話などが、長くて回りくどく、むだが多いこと。

⑫ **しょうやく**
原文の一部分を抜き出して、翻訳すること。また、その訳文。

⑬ **せきずい**
背骨の中に通る神経組織。脳からの情報を体に伝達します。

⑭ **とんち**
時と場合に応じて、すばやく働く知恵。機知。「頓知話」。

⑮ **らつわん**
ためらうこともなく、物事を的確にこなす能力のあること。

⑯ **せんだつ**
先に立って導いていく人。指導者。「せんだち」とも読む。

小手調べ問題です。漢字の読みを答えてください。

①寸隙

②軋轢

③捗る

④逓減

⑤空蟬

⑥遡上

⑦翻意

⑧頒布

⑨早蕨

⑩畏怖

⑪安閑

⑫忌憚

⑬凄惨

⑭罷免

⑮薫陶

⑯軽侮

解答

① すんげき
ごくわずかな暇。少しのすき。寸暇。「寸隙を突く」。

② あつれき
関係がぎくしゃくすること。仲が悪くなること。

③ はかどる
物事が順調に進むこと。進捗する。「仕事が捗る」。

④ ていげん
数量がだんだんと減ること。または、だんだんと減らすこと。

⑤ うつせみ
蝉の抜け殻。この世に生きている人間。または、その世界。

⑥ そじょう
流れをさかのぼっていくこと。サケやマスなどが川を遡上します。

⑦ ほんい
以前の決心を変えたり、ひるがえすこと。態度を変えること。

⑧ はんぷ
有償無償問わず不特定多数の相手に配り、広く行き渡らせること。

⑨ さわらび
芽が出たばかりの蕨。襲の色目の名でもあり、表は紫、裏は青。

⑩ いふ
大いにおそれ、おののくこと。超越した力を感じ、不安になること。

⑪ あんかん
心身が安らかで静かなこと。気楽に暮らす様子。のんきなさま。

⑫ きたん
嫌っていやがること。遠慮をして控えること。はばかること。

⑬ せいさん
目を背けたくなるほどひどくむごたらしいこと。痛ましいこと。

⑭ ひめん
自らの意思ではなく、職務を強制的に辞めさせること。

⑮ くんとう
人徳や品格などで人を導きよい方向に導く。感化し教育すること。

⑯ けいぶ
人を見下してばかにし、あなどること。軽視。蔑み。

小手調べ問題です。次の言葉を漢字で書いてください。

① おっくう

② わきばら

③ ていかん
――の境地に達した

④ できあい

⑤ そえん

⑥ みつげつ

⑦ しっそう
彼が――して２年経つ

⑧ させん
閑職に――された

⑨ だき
――すべき行為

⑩ けんちょ

⑪ すいせんじょう

⑫ かっぽうぎ

⑬ べんぎ

⑭ もほう

⑮ しっせき

⑯ すうこう
――な理念

① **億劫**
物事を行うのに手間がかかり、面倒で気が進まないさま。

② **脇腹**
腹の側面。また、正妻以外の女性から生まれたことにも使いました。

③ **諦観**
本質をはっきりと見て取ること。悟りの境地で物事を見ること。

④ **溺愛**
理性的な判断を失うほど、かわいがること。分別なく愛すること。

⑤ **疎遠**
連絡が長い間途絶えること。関係が薄くなり、親密さに欠けること。

⑥ **蜜月**
結婚して間もない時期。また、関係が親密であること。

⑦ **失踪**
家や本拠などから行方をくらますこと。行方が知れないこと。

⑧ **左遷**
右を尊び、左を卑しむ中国の習慣から、低い地位に落とすこと。

⑨ **唾棄**
つばを吐きかけてしまいたいほど、非常に軽蔑していること。

⑩ **顕著**
誰から見ても明らかにはっきりと表れていて、目につくさま。

⑪ **推薦状**
特定の人物などの能力を第三者が評価し、推薦する文書。

⑫ **割烹着**
料理の時などにつける、袖付きの長いエプロン。多くは白です。

⑬ **便宜**
ある事をするのに、都合がよいこと。または、そのさま。

⑭ **模倣**（摸倣）
自らが作り出すことなく、他のものをまねること。「模倣犯」。

⑮ **叱責**
他人の失敗などを非難し、叱りつけること。「部下を叱責する」。

⑯ **崇高**
気高く尊いこと。自然の広大さなど、何にも比較できない偉大さ。

小手調べ問題です。次の言葉を漢字で書いてください。

① ぎんじょうしゅ

② ふっしょく

③ しゅうたんば

④ おうせい
食欲――

⑤ よくそう

⑥ いんこう
耳鼻――科

⑦ こうそ
――は棄却された

⑧ せんと
平安京に――する

⑨ いんせき
彼女とは――関係にある

⑩ えしゃく

⑪ ひとく
情報源の――

⑫ せんりつ
恐怖に――した

⑬ せっちゅう
和洋――

⑭ さっそう

⑮ じゅうてん
銃に弾丸を――する

⑯ そんしょく
本物と――ない出来栄え

①**吟醸酒**
60%以下に精米した白米を原料にして、低温で発酵させた酒。

②**払拭**
払いのけるなどして、取り除き消し去ること。

③**愁嘆場**
生活の中での悲劇的な局面。芝居などでの嘆き悲しむ場面。

④**旺盛**
活動力、意欲が非常に盛んなさま。勢いがいい様子。

⑤**浴槽**
入浴するために湯を入れる槽。風呂桶。湯船。

⑥**咽喉**
首の一部であり、口の奥と食道、気管の上にあるもの。

⑦**控訴**
第一審の判決に対する不服申し立てを上級裁判所にすること。

⑧**遷都**
都を他の場所に移すこと。古くは「みやこうつり」と言いました。

⑨**姻戚**
婚姻によってできた、血のつながっていない親戚。

⑩**会釈**
親愛の気持ちを表現する時に、頭を下げて挨拶すること。

⑪**秘匿**
こっそりと隠し、明らかにしないこと。曖昧にすること。

⑫**戦慄**
恐ろしさのあまり体が震えること。震えおののくさま。

⑬**折衷**
異なった意見から良い点をとり、綺麗に一つにまとめること。

⑭**颯爽**
姿や行動などがきりっとして人に爽やかな印象を与えるさま。

⑮**充填**
欠如や空所に物を詰めて、満たすこと。中身を詰める。

⑯**遜色**
他に比べて劣っている様子。見劣り。ひけめ。

読み間違いやすい熟語です。読みを答えてください。

① 快哉
② 婉曲
③ 押印
④ 花押
⑤ 権現
⑥ 謀反
⑦ 礼賛
⑧ 遊山
⑨ 各々
⑩ 呵責
⑪ 早急
⑫ 端役
⑬ 貼付
⑭ 市井
⑮ 続柄
⑯ 出生率

① **かいさい**
気持ちが良く痛快なこと。「かいや」と読むのは恥ずかしいですね。

② **えんきょく**
遠回しにしてそれとなく言うこと。「わんきょく」は×。

③ **おういん**
印鑑を押すこと。捺(なつ)印(いん)も同様。「おしいん」とは読みません。

④ **かおう**
文書の末尾に書く署名の一種。「はなおし」も「かおす」も×。

⑤ **ごんげん**
仏や菩薩が人々を救うため、神の姿で現れること。「けんげん」は×。

⑥ **むほん（むへん）**
権力者に逆らって兵を起こすこと。「ぼうはん」ではありません。

⑦ **らいさん**
ありがたく思って誉め称えること。「れいさん」とは読みません。

⑧ **ゆさん**
気ばらしに、山野へと遊びに出かけること。「ゆうさん」は×。

⑨ **おのおの**
それぞれ。複数の人に呼びかける言葉。「かくかく」はダメですよ。

⑩ **かしゃく**
厳しく責めること。悪い行いをとがめること。「かせき」は×。

⑪ **さっきゅう**
非常に急いで行うこと。よく耳にする「そうきゅう」は慣用読み。

⑫ **はやく**
脇役よりも目立たない役柄・役者。「はしやく」ではありません。

⑬ **ちょうふ**
張り付けること。「てんぷ」「はりつけ」と読む人が多いですね。

⑭ **しせい**
人家が多く集まっている所。「いちい」とは読みません。

⑮ **つづきがら**
親族の関係のこと。「ぞくがら」は間違った読み方が定着した語。

⑯ **しゅっしょうりつ**
1年間の出生数の割合。「しゅっせいりつ」は慣用読みです。

読み間違いやすい熟語です。読みを答えてください。

① 調伏

② 角逐

③ 出来（ひらがな5文字で）

④ 節会

⑤ 衷心

⑥ 点前

⑦ 疾病

⑧ 勤行

⑨ 弓手

⑩ 訥弁

⑪ 幕間

⑫ 破綻

⑬ 吹聴

⑭ 荘厳

⑮ 椿事

⑯ 懸想

解答

① ちょうぶく
悪行を制すること。仏力で怨敵(おんてき)を鎮めること。「ちょうふく」は×。

② かくちく
互いに競り合い、争うこと。「かくすい」はよくある誤読です。

③ しゅったい
事が起こること。また、完成すること。本書もすぐに「重版出来」!?

④ せちえ
元日などの節日(せちにち)に、宮廷で催された宴会。「せつかい」は×。

⑤ ちゅうしん
心の底。衷情(ちゅうじょう)。哀ではないので、「あいしん」とは読みません。

⑥ てまえ
茶道で抹茶をたてて客をもてなす行為。「てんまえ」は×。

⑦ しっぺい
身体的、精神的な異常。「しつびょう」と読むと恥ずかしいです。

⑧ ごんぎょう
仏教の修行に励むこと。「きんこう」と読みがちです。

⑨ ゆんで
弓を持つほうの手。左の手。「ゆみて」は誤読です。

⑩ とうべん
しゃべり方が滑らかでないこと。「のうべん」ではありません。

⑪ まくあい
次の場面や芝居が始まるまでの間。「まくま」と読む人が多いです。

⑫ はたん
破れ綻(ほころ)びる。また、行き詰まり駄目になること。「はじょう」は×。

⑬ ふいちょう
あちこちでしゃべり散らすこと。「すいちょう」は間違いです。

⑭ そうごん(しょうごん)
仏像や仏壇を美しく飾ること。厳(おごそ)か。「そうげん」は×。

⑮ ちんじ
思いがけない出来事。重大事。「つばきごと」ではありません。

⑯ けそう
恋い慕うこと。求婚すること。「けんそう」とは読みません。

読み間違いやすい熟語です。読みを答えてください。

① 凋落

② 忖度

③ 回向

④ 稗史

⑤ 陶冶

⑥ 凄絶

⑦ 築山

⑧ 扶持

⑨ 鷹揚

⑩ 衣鉢

⑪ 灰燼

⑫ 縊死

⑬ 直截

⑭ 求道

⑮ 教唆

⑯ 木霊

① **ちょうらく**
花や葉が枯れること。容貌が衰えること。「しゅうらく」は×。

② **そんたく**
他人の気持ちを推量すること。推察。「すんど」じゃありません。

③ **えこう**
功徳を死者に分け与えて供養すること。「かいこう」は誤読。

④ **はいし**
民間の歴史書。転じて小説のこと。多くの人が「ひし」と読みがち。

⑤ **とうや**
人間形成。陶器や鋳物を作ること。治ではないので、「とうじ」は×。

⑥ **せいぜつ**
例えようもないほどすさまじいこと。「そうぜつ」とは読みません。

⑦ **つきやま**
庭園や公園に作られた人工的な小山。「ちくさん」じゃありません。

⑧ **ふち**
武士に米で与えられた給与のこと。「ふじ」と読んではダメです。

⑨ **おうよう**
おっとりしていて余裕があるさま。「たかあげ」はマズいです。

⑩ **いはつ**
師から弟子に受け継がれる奥義のこと。「いはち」はよくある誤読。

⑪ **かいじん**
燃えかす。跡形がなくなるまで焼けること。「はいじん」は×。

⑫ **いし**
首を吊って死ぬこと。縊首（いしゅ）。「えきし」とは読みません。

⑬ **ちょくせつ**
ためらうことなく、ズバッと言うこと。「ちょくさい」と読みがち。

⑭ **ぐどう**
修行すること。求法。「きゅうどう」も間違いとは言えません。

⑮ **きょうさ**
そそのかすこと。犯意を惹起（じゃっき）させること。「きょうしゅん」は×。

⑯ **こだま**
木に宿る精霊。音が山や谷に反響する現象。「もくれい」は大恥。

読み間違いやすい言葉です。読みを答えてください。

①還俗
②恬淡
③庫裏
④鍍金
⑤斟酌
⑥頌春
⑦頒価
⑧終の栖
⑨必定
⑩鹿威し
⑪糊口
⑫錚々たる
⑬衆生
⑭長押
⑮哄笑
⑯敷設

①
げんぞく
出家した僧が再び俗人になること。「かんぞく」と読みがち。

②
てんたん
無欲で物事に執着せず、落ち着いたさま。「かったん」は×。

③
くり
僧侶が食事を調える寺院建築。庫院。「こり」とは読みません。

④
めっき
表面に金属の薄膜を被せること。「ときん」とも読みます。

⑤
しんしゃく
相手の心情を理解する。手心。「じんしゃく」はマズいですね。

⑥
しょうしゅん
新春をたたえること。主に年賀状で使います。「こうしゅん」は×。

⑦
はんか
物品を広く行き渡らせる際の価値。「ぶんか」は誤読です。

⑧
ついのすみか
最期を迎える時まで住む所。「しゅうのす」と読むと大恥です。

⑨
ひつじょう
必ずそうなると決まっていること。「ひってい」は意味不明。

⑩
ししおどし
水力によって石で音を出す装置。「しかおどし」とは読みません。

⑪
ここう
ほそぼそと生計を立てること。くちすぎ。「のりぐち」は×。

⑫
そうそうたる
数ある中でも特に優れているもの。「じょうじょう」は赤っ恥。

⑬
しゅじょう
生命あるすべての生き物。人々。「しゅうせい」は間違いです。

⑭
なげし
日本建築の部材で、柱を水平方向に繋ぐもの。「ながおし」は×。

⑮
こうしょう
大きく口をあけてどっと笑うこと。「きょうしょう」は誤読です。

⑯
ふせつ
水道・ガス管・鉄道などを設置すること。「しきせつ」は×。

文中の誤字（一字）を正しい漢字にしてください。

①進路を模策中だ

②全集は、遂次出版予定

③欠点の指適が容赦ない

④雑誌を定期講読する

⑤敵地で捕慮となる

⑥鼠も鯨も捕乳類だ

⑦火山の憤火を予知

⑧街頭で慕金活動をする

⑨外交問題が辛刻化する

⑩感動の余音に浸る

⑪じつに狂悪な犯罪だ

⑫乳児は免易力が弱い

⑬月は地球の衛生だ

⑭大企業の継列に属する

⑮衝突事故による打僕傷

⑯めったにない白物だ

① 進路(しんろ)を模**索**(もさく)中(ちゅう)だ

② 全集(ぜんしゅう)は、**逐**次(ちくじ)出版(しゅっぱん)予定(よてい)

③ 欠点(けってん)の指**摘**(してき)が容赦(ようしゃ)ない

④ 雑誌(ざっし)を定期(ていき)**購**読(こうどく)する

⑤ 敵地(てきち)で捕**虜**(ほりょ)となる

⑥ 鼠(ねずみ)も鯨(くじら)も**哺**乳類(ほにゅうるい)だ

⑦ 火山(かざん)の**噴**火(ふんか)を予知(よち)

⑧ 街頭(がいとう)で**募**金(ぼきん)活動(かつどう)をする

⑨ 外交問題(がいこうもんだい)が**深**刻化(しんこくか)する

⑩ 感動(かんどう)の余**韻**(よいん)に浸(ひた)る

⑪ じつに**凶**悪(きょうあく)な犯罪(はんざい)だ

⑫ 乳児(にゅうじ)は免**疫**力(めんえきりょく)が弱(よわ)い

⑬ 月(つき)は地球(ちきゅう)の衛**星**(えいせい)だ

⑭ 大企業(だいきぎょう)の**系**列(けいれつ)に属(ぞく)する

⑮ 衝突事故(しょうとつじこ)による打**撲**傷(だぼくしょう)

⑯ めったにない**代**物(しろもの)だ

文中の誤字（一字）を正しい漢字にしてください。

①才援の誉れが高い女性

②選手登録が末消された

③完璧な演技を披露

④敵国の情勢を貞察する

⑤心の禁線に触れる

⑥民主主義の該念

⑦必要な資料を網等する

⑧海外への単身布任

⑨緊拍した空気が漂う

⑩帰省の混雑が換和した

⑪墨訥な人柄が好きだ

⑫旅客機を繰縦する

⑬自信過乗が鼻につく

⑭期待を総肩に担う

⑮当たり触りのない話題

⑯全体整列、前へ習え！

① 才媛の誉れが高い女性

② 選手登録が抹消された

③ 完璧な演技を披露

④ 敵国の情勢を偵察する

⑤ 心の琴線に触れる

⑥ 民主主義の概念

⑦ 必要な資料を網羅する

⑧ 海外への単身赴任

⑨ 緊迫した空気が漂う

⑩ 帰省の混雑が緩和した

⑪ 木（朴）訥な人柄が好きだ

⑫ 旅客機を操縦する

⑬ 自信過剰が鼻につく

⑭ 期待を双肩に担う

⑮ 当たり障りのない話題

⑯ 全体整列、前へ倣え！

同音異義語の問題です。□□に当てはまる漢字を入れてください。

①　ホソク
A　商品の説明を□□する
B　生息の実態を□□する

②　キョウイ
A　軍事力の□□
B　大自然の□□

③　ケッサイ
A　現金で□□する
B　上司の□□を仰ぐ

④　ヤクサツ
A　危険な野犬を□□する
B　彼は自らの手で□□した

⑤　イジョウ
A　この夏は□□に暑い
B　体の□□を訴える

⑥　シンドウ
A　ガラスが□□する
B　大地が□□する

⑦　シンニュウ
A　他国の領土に□□する
B　濁流が家屋に□□する

⑧　カンサ
A　会計□□を受ける
B　応募作品を□□する

①
A 補足　B 捕捉
補足は、足りない点、不十分なところを付け足して補うこと。捕捉は、つかまえること。とらえることをいう。
②
A 脅威　B 驚異
脅威は、威力によって脅かすこと。その恐ろしさ。驚異は、驚き不思議がること。また、驚くほどすばらしい事柄。
③
A 決済　B 決裁
決済は、代金などを受け渡して、売買取引を終えること。決裁は、責任者が部下の提出案の採否を決めることをいう。
④
A 薬殺　B 扼殺
薬殺は、毒薬を用いて殺すこと。扼殺は、手で首を絞めて殺すこと。紐などの道具を用いた場合は「絞殺」と呼びます。
⑤
A 異常　B 異状
異常は、「正常」の反対で、通常ではないこと。異状は、普通とは「異なる状態」を表す言葉。多くは、悪い状態の場合に使います。
⑥
A 振動　B 震動
振動は、一般に揺れ動くこと。震動は、ふるえ動くこと。地震などの自然現象についていう場合は、こちらを使います。
⑦
A 侵入　B 浸入
侵入は、他の領分を侵し、強引に入り込むこと。浸入は、土地や建物に水などが入り込むこと。
⑧
A 監査　B 鑑査
監査は、監督し検査すること。特に、会計監査や業務監査。鑑査は、芸術作品などの価値や優劣を決めるために検査し、見定めること。

同音異義語の問題です。□□に当てはまる漢字を入れてください。

①　シュギョウ
A　武者□□に出る
B　板前の□□を積む

②　ハッコウ
A　週刊誌を□□する
B　輸出条約が□□する

③　ジュショウ
A　文学賞を□□する
B　□□式に出席する

④　イギ
A　□□のある仕事に就く
B　その案に□□を唱える

⑤　ホウショウ
A　努力に報い□□金を授与
B　遺族に国費で□□する

⑥　カイセキ
A　茶席での□□料理
B　今日の宴会は□□料理だ

⑦　グンシュウ
A　広場に□□が押し寄せる
B　□□心理による暴動

⑧　キウン
A　政権交代の□□が高まる
B　政治改革の□□を逃すな

①
A 修行　B 修業
修行は、精神を鍛え、学問や技芸などを修めて磨くこと。修業は、学問や技芸などを習い、身につけること。稽古。
②
A 発行　B 発効
発行は、図書や新聞などを印刷して世に出すこと。また、証明書や貨幣などの通用にもいう。発効は、条約や法律の効力が発生すること。
③
A 受賞　B 授賞
受賞は、賞を受けること。授賞は、賞を授けること。例えば、「芥川賞の授賞式」というとき、「受賞式」と書くのは誤りです。
④
A 意義　B 異議
意義は、言葉によって表される意味。また、その事柄にふさわしい価値のこと。異議は、一つの意見に対する反対の意見。異論のこと。
⑤
A 報奨　B 報償
報奨は、ある行為や努力に報いるために、金品などを与え、褒めはげますこと。報償は、与えてしまった損害に対する償いをすること。
⑥
A 懐石　B 会席
懐石は、茶席で、茶の前に出す簡単な料理。茶懐石。会席は、何人かで寄り集まる席。「会席料理」は一品ずつ皿に盛って出す料理です。
⑦
A 群衆　B 群集
群衆は、群がり集まった大勢の人。また、人が群がり集まること。群集は、群がり集まること。また、群がり集まったものをいう。
⑧
A 気運　B 機運
気運は、物事がある方向に進もうとする、その傾向のこと。機運は、時のめぐり合わせ。物事をなすのによい時機をいう。

同音異義語の問題です。□□に当てはまる漢字を入れてください。

①タイショウ
A　左右□□の図形をかく
B　原文と訳文を□□する

③シコウ
A　彼は上昇□□が強い
B　部隊を前線に□□する

⑤ソガイ
A　進行を□□する
B　新参者を□□する

⑦ハイスイ
A　□□溝が詰まる
B　工場□□の規制

②ギソウ
A　□□した戦車に乗る
B　食品の産地を□□する

④シュクセイ
A　綱紀を□□する
B　反対派を□□する

⑥タイケイ
A　贅肉で□□が崩れる
B　□□に合った洋服

⑧ヒョウキ
A　□□の住所へ郵送する
B　□□の件を検討する

①

A 対称　B 対照

対称は、互いに対応してつり合うこと。また、図形が互いに向き合う位置関係にあること。対照は、二つを照らし合わせて比べること。

②

A 擬装　B 偽装

擬装・偽装ともに、他人の目を欺くための装いや行動のこと。ただし、敵の目を欺くためのカムフラージュは「擬装」、他は「偽装」を用いる。

③

A 志向　B 指向

志向は、意識をある目的へ向けること。指向は、ある方向に向かおうとする傾向を持つことで、物理的なことにいう場合が多い。

④

A 粛正　B 粛清

粛正は、厳しく取り締まって、不正を正すこと。粛清は、厳しく取り締まって不正を排除し、反対派を追放すること。

⑤

A 阻害　B 疎外

阻害は、邪魔すること。妨げること。疎外は、よそよそしくして近づけないこと。嫌ってのけ者にすることをいう。

⑥

A 体形　B 体型

体形は、体のかたち。体つきのこと。体型は、人の体格の型。やせ型・肥満型・筋骨型といったタイプのことをいう。

⑦

A 排水　B 廃水

排水は、不要な水を排除するため、他へ流しやること。廃水は、使用した後、汚れたために捨てる水のこと。

⑧

A 表記　B 標記

表記は、おもてに書き記すこと。文字や記号で書き表すこと。標記は、目印をつけること。標題として書き記すこと。また、その題をさす。

第3章

パズルで楽しみながら、漢字を遊ぼう編

全159問

第３章は、漢字を使ったパズル問題で、遊びながら学びましょう。パズルとはいえ、対義語（意味が反対の関係にある語）や類義語（意味が似ている語）、同音異義語（発音は同じだが、意味が異なる語）など、知っていて損はない言葉がたくさん登場しますので、脳への刺激を楽しみながら、トレーニングしていきましょう。

漢字実力レベル診断

何問正解できたか採点して、自分の実力をチェックしてみましょう。

120問正解：博　士レベル

80問正解：秀　才レベル

60問正解：一般人レベル

対義語・類義語の問題です。□に当てはまる漢字を入れてください。

対義語

①同情⇔□判

②軽率⇔慎□

③具体⇔□象

④寒冷⇔温□

⑤賢明⇔□愚

⑥卑屈⇔□大

⑦素人⇔□人

⑧一瞬⇔□遠

類義語

⑨思慮－分□

⑩熱中－□頭

⑪佳境－□場

⑫使命－□務

⑬卓越－□群

⑭安全－無□

⑮掃除－□掃

⑯親睦－□好

対義語	類義語
①同情⇔批判	⑨思慮－分別
②軽率⇔慎重	⑩熱中－没頭
③具体⇔抽象	⑪佳境－山場
④寒冷⇔温暖	⑫使命－任務
⑤賢明⇔暗愚	⑬卓越－抜群
⑥卑屈⇔尊大	⑭安全－無事
⑦素人⇔玄人	⑮掃除－清掃
⑧一瞬⇔永遠	⑯親睦－友好

対義語・類義語の問題です。□に当てはまる漢字を入れてください。

対義語

①協力⇔□害

②逮捕⇔釈□

③平凡⇔□凡

④恥辱⇔名□

⑤促進⇔抑□

⑥自由⇔□縛

⑦添加⇔□除

⑧貧弱⇔□華

類義語

⑨弁解－釈□

⑩回顧－□憶

⑪細心－丹□

⑫成就－□成

⑬心配－不□

⑭地位－身□

⑮注意－□心

⑯失望－□胆

対義語	類義語
①協力⇔妨害	⑨弁解－釈明
②逮捕⇔釈放	⑩回顧－追憶
③平凡⇔非凡	⑪細心－丹念
④恥辱⇔名誉	⑫成就－達成
⑤促進⇔抑制	⑬心配－不安
⑥自由⇔束縛	⑭地位－身分
⑦添加⇔削除	⑮注意－用心
⑧貧弱⇔豪華	⑯失望－落胆

対義語・類義語の問題です。□に当てはまる漢字を入れてください。

対義語

①質疑⇔□答

②否決⇔□決

③過去⇔□在

④肉体⇔□神

⑤故意⇔過□

⑥拡大⇔□縮

⑦伝統⇔革□

⑧虚偽⇔□実

類義語

⑨周辺－□隣

⑩許可－□認

⑪向上－□歩

⑫方法－□段

⑬辛抱－忍□

⑭検討－□味

⑮幼稚－□熟

⑯展示－□列

対義語	類義語
①質疑⇔応答	⑨周辺－近隣
②否決⇔可決	⑩許可－承認
③過去⇔現在	⑪向上－進歩
④肉体⇔精神	⑫方法－手段
⑤故意⇔過失	⑬辛抱－忍耐
⑥拡大⇔収縮	⑭検討－吟味
⑦伝統⇔革新	⑮幼稚－未熟
⑧虚偽⇔真実	⑯展示－陳列

愛読者カード

お買い求めの本の書名

お買い求めになった動機は何ですか？(複数回答可)

1. タイトルにひかれて　2. デザインが気に入ったから
3. 内容が良さそうだから　4. 人にすすめられて
5. 新聞・雑誌の広告で(掲載紙誌名　　　　　　)
6. その他(　　　　　　)

表紙　1. 良い　2. ふつう　3. 良くない
定価　1. 安い　2. ふつう　3. 高い

最近関心を持っていること、お読みになりたい本は？

本書に対するご意見・ご感想をお聞かせください

ご感想を広告等、書籍のPRに使わせていただいてもよろしいですか？

1. 実名で可　2. 匿名で可　3. 不可

ご協力ありがとうございました。
尚、ご提供いただきました情報は、個人情報を含まない統計的な資料の作成等に使用します。その他の利用について詳しくは、当社ホームページ http://publications.asahi.com/company/privacy/ をご覧下さい。

郵便はがき

おそれいりますが
切手をお貼り
下さい

104-8011

東京都中央区築地
5-3-2

株式会社
朝日新聞出版
生活・文化編集部 行

ご住所 〒 電話 ( )		
ふりがな お名前		
Eメールアドレス		
ご職業	年齢 歳	性別 男・女

このたびは本書をご購読いただきありがとうございます。
今後の企画の参考にさせていただきますので、ご記入のうえ、ご返送下さい。
お送りいただいた方の中から抽選で毎月10名様に図書カードを差し上げます。
当選の発表は、発送をもってかえさせていただきます。

対義語・類義語の問題です。□に当てはまる漢字を入れてください。

対義語

①任意⇔□制

②節約⇔浪□

③決裂⇔□結

④曖昧⇔□瞭

⑤公平⇔□別

⑥失点⇔□点

⑦勤勉⇔□惰

⑧淡白⇔濃□

類義語

⑨功績ー手□

⑩魂胆ー意□

⑪純朴ー□直

⑫傾倒ー□酔

⑬一般ー□通

⑭手本ー□範

⑮瞬時ー□那

⑯手腕ー□量

対義語	類義語
①任意⇔強制	⑨功績－手柄
②節約⇔浪費	⑩魂胆－意図
③決裂⇔妥結	⑪純朴－素直
④曖昧⇔明瞭	⑫傾倒－心酔
⑤公平⇔差別	⑬一般－普通
⑥失点⇔得点	⑭手本－模範（規）
⑦勤勉⇔怠惰	⑮瞬時－刹那
⑧淡白⇔濃厚（密）	⑯手腕－技量

同音異義語の問題です。同じ読み同士を線でつないでください。

① 貽貝・	・下賜
② 晦渋・	・牢屋
③ 瑕疵・	・潰瘍
④ 補綴・	・怪獣
⑤ 老爺・	・以外
⑥ 解傭・	・補訂
⑦ 鑑賞・	・特色
⑧ 涜職・	・喚鐘

⑨ 浸漬・	・仇讐
⑩ 大廈・	・監禁
⑪ 窮愁・	・古都
⑫ 鉱床・	・工廠
⑬ 肇国・	・滞貨
⑭ 糟糠・	・彫刻
⑮ 看経・	・奏功
⑯ 糊塗・	・真摯

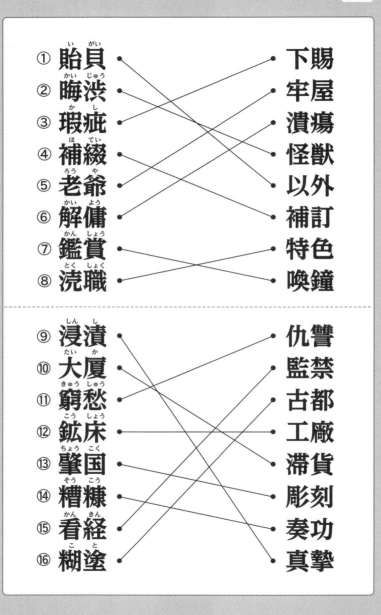

①	貽貝（いがい）	下賜
②	晦渋（かいじゅう）	牢屋
③	瑕疵（かし）	潰瘍
④	補綴（ほてい）	怪獣
⑤	老爺（ろうや）	以外
⑥	解傭（かいよう）	補訂
⑦	鑑賞（かんしょう）	特色
⑧	涜職（とくしょく）	喚鐘

⑨	浸漬（しんし）	仇讐
⑩	大廈（たいか）	監禁
⑪	窮愁（きゅうしゅう）	古都
⑫	鉱床（こうしょう）	工廠
⑬	肇国（ちょうこく）	滞貨
⑭	糟糠（そうこう）	彫刻
⑮	看経（かんきん）	奏功
⑯	糊塗（こと）	真摯

同音異義語の問題です。同じ読み同士を線でつないでください。

① 允可・	・政策
② 紐帯・	・科学
③ 正朔・	・遠足
④ 咆哮・	・彷徨
⑤ 下顎・	・中隊
⑥ 堰塞・	・首肯
⑦ 酒肴・	・大暑
⑧ 対蹠・	・引火
⑨ 誰何・	・深浅
⑩ 神饌・	・海里
⑪ 捨身・	・見解
⑫ 狷介・	・垂下
⑬ 霰弾・	・閑静
⑭ 乖離・	・照射
⑮ 瀟洒・	・算段
⑯ 陥穽・	・写真

① 允可（いんか） ― 引火
② 紐帯（ちゅうたい） ― 中隊
③ 正朔（せいさく） ― 政策
④ 咆哮（ほうこう） ― 彷徨
⑤ 下顎（かがく） ― 科学
⑥ 堰塞（えんそく） ― 遠足
⑦ 酒肴（しゅこう） ― 首肯
⑧ 対蹠（たいしょ） ― 大暑

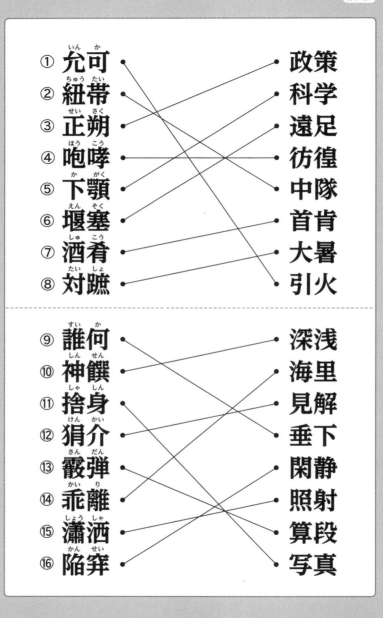

⑨ 誰何（すいか） ― 垂下
⑩ 神饌（しんせん） ― 深浅
⑪ 捨身（しゃしん） ― 写真
⑫ 狷介（けんかい） ― 見解
⑬ 霰弾（さんだん） ― 算段
⑭ 乖離（かいり） ― 海里
⑮ 瀟洒（しょうしゃ） ― 照射
⑯ 陥穽（かんせい） ― 閑静

矢印の方向に読むと熟語になるように、漢字一字を入れてください。

①
寄　倒
↘ ↙
□
↙ ↘
材　枠

②
芸　旅
↘ ↙
□
↙ ↘
脈　情

③
憎　邪
↘ ↙
□
↙ ↘
口　役

④
面　告
↘ ↙
□
↙ ↘
粉　玉

⑤
女　雷
↘ ↙
□
↙ ↘
聖　業

⑥
親　核
↘ ↙
□
↙ ↘
太　地

⑦
子　海
↘ ↙
□
↙ ↘
足　汁

⑧
桜　胡
↘ ↙
□
↙ ↘
色　源

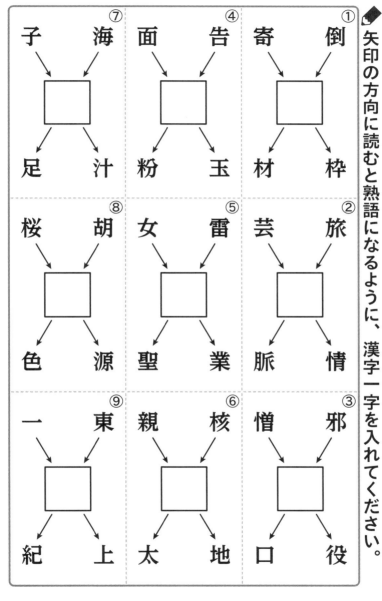

⑨
一　東
↘ ↙
□
↙ ↘
紀　上

①
倒 とうぼく　寄 よせぎ
→ 木 →
材 もくざい　枠 きわく

②
旅 たびびと　芸 げいにん
→ 人 →
脈 じんみゃく　情 にんじょう

③
邪 じゃあく　憎 ぞうお
→ 悪 →
口 わるくち　役 あくやく

④
告 こくはく　面 おもしろ
→ 白 →
粉 おしろい　玉 しらたま

⑤
雷 らいじん　女 めがみ
→ 神 →
聖 しんせい　業 かみわざ

⑥
核 かくしん　親 おやごころ
→ 心 →
太 ところてん　地 ここち

⑦
海 いるか　子 こぶた
→ 豚 →
足 とんそく　汁 とんじる

⑧
胡 くるみ　桜 おうとう
→ 桃 →
色 ももいろ　源 とうげん

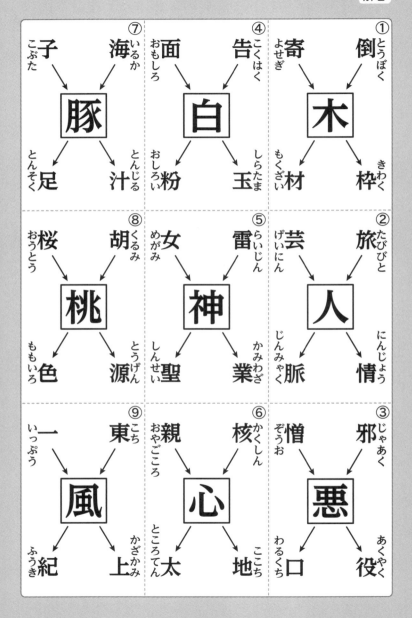

⑨
東 こち　一 いっぷう
→ 風 →
紀 ふうき　上 かざかみ

矢印の方向に読むと熟語になるように、漢字一字を入れてください。

①
世　　客
　□
隔　　食

②
粘　　風
　□
産　　壁

③
意　　天
　□
蔵　　理

④
農　　公
　□
鴨　　賃

⑤
餃　　束
　□
細　　宝

⑥
烙　　旗
　□
度　　籠

⑦
落　　徒
　□
道　　瓶

⑧
関　　東
　□
瓜　　暦

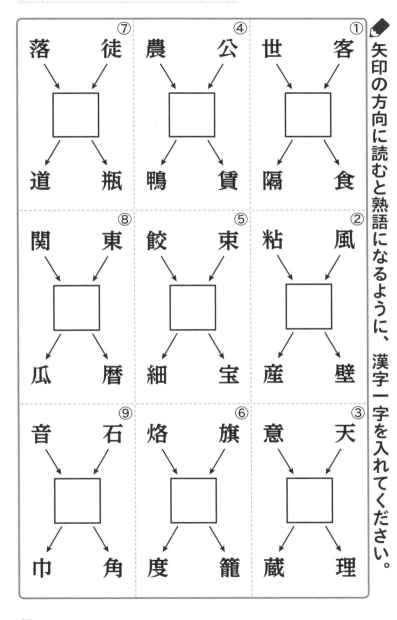

⑨
音　　石
　□
巾　　角

①
客 きゃくま
世 せけん
間
食 かんしょく
隔 かんかく

②
風 ふうど
粘 ねんど
土
壁 つちかべ
産 みやげ

③
天 てんち
意 いじ
地
理 ちり
蔵 じぞう

④
公 くげ
農 のうか
家
賃 やちん
鴨 あひる

⑤
束 たわし
餃 ぎょうざ
子
宝 こだから
細 しさい

⑥
旗 はたじるし
烙 らくいん
印
籠 いんろう
度 インド

⑦
徒 あだばな
落 らっか
花
瓶 かびん
道 はなみち

⑧
東 とうざい
関 かんさい
西
暦 せいれき
瓜 すいか

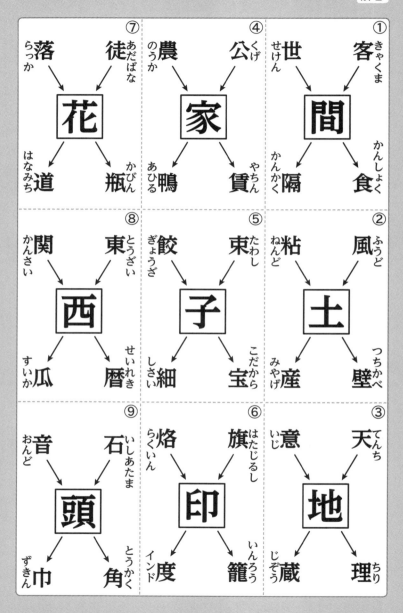

⑨
石 いしあたま
音 おんど
頭
角 とうかく
巾 ずきん

番号下の部首を加えても、漢字にならないものに×をつけてください。

① きへん
黄→□
兆→□
土→□
午→□
足→□

② てへん
丁→□
下→□
支→□
尺→□
友→□

③ くにがまえ
玉→□
巻→□
大→□
心→□
寸→□

④ まだれ
土→□
比→□
手→□
占→□
木→□

⑤ しめすへん
単→□
今→□
且→□
羊→□
止→□

⑥ ごんべん
川→□
午→□
公→□
内→□
区→□

⑦ うかんむり
元→□
番→□
幸→□
莫→□
祭→□

⑧ りっしんべん
毎→□
丑→□
童→□
荒→□
存→□

⑨ もんがまえ
王→□
由→□
音→□
活→□
馬→□

『大漢和辞典』（大修館書店）にのみ掲載されるような、
使用頻度が非常に低い漢字は対象としていません。

①
黄→横
兆→桃
土→杜
午→杵
足→×

②
丁→打
下→×
支→技
尺→択
友→抜

③
玉→国
巻→圏
大→因
心→×
寸→団

④
土→庄
比→庇
手→×
占→店
木→床

⑤
単→禅
今→×
且→祖
羊→祥
止→祉

⑥
川→訓
午→許
公→訟
内→訥
区→×

⑦
元→完
番→審
幸→×
莫→寞
祭→察

⑧
毎→悔
丑→忸
童→憧
荒→慌
存→×

⑨
王→閏
由→×
音→闇
活→闊
馬→闖

番号下の部首を加えても、漢字にならないものに×をつけてください。

① くるまへん
- 交→□
- 由→□
- 丸→□
- 欠→□
- 害→□

② さら
- 成→□
- 次→□
- 明→□
- 船→□
- 不→□

③ しんにょう
- 余→□
- 告→□
- 卯→□
- 貴→□
- 曹→□

④ いとへん
- 色→□
- 買→□
- 者→□
- 定→□
- 善→□

⑤ かねへん
- 回→□
- 充→□
- 東→□
- 寿→□
- 垂→□

⑥ くさかんむり
- 楽→□
- 新→□
- 浦→□
- 無→□
- 困→□

⑦ ころもへん
- 果→□
- 奥→□
- 司→□
- 需→□
- 伏→□

⑧ したごころ
- 刃→□
- 秋→□
- 物→□
- 白→□
- 若→□

⑨ あめかんむり
- 散→□
- 氷→□
- 路→□
- 相→□
- 英→□

『大漢和辞典』（大修館書店）にのみ掲載されるような、
使用頻度が非常に低い漢字は対象としていません。

①
- 交→較
- 由→軸
- 丸→×
- 欠→軟
- 害→轄

②
- 成→盛
- 次→盗
- 明→盟
- 船→×
- 不→盃

③
- 余→途
- 告→造
- 卯→×
- 貴→遺
- 曹→遭

④
- 色→絶
- 買→×
- 者→緒
- 定→綻
- 善→繕

⑤
- 回→×
- 充→銃
- 東→錬
- 寿→鋳
- 垂→錘

⑥
- 楽→薬
- 新→薪
- 浦→蒲
- 無→蕪
- 困→×

⑦
- 果→裸
- 奥→襖
- 司→×
- 需→襦
- 伏→袱

⑧
- 刃→忍
- 秋→愁
- 物→惚
- 白→×
- 若→惹

⑨
- 散→霰
- 氷→×
- 路→露
- 相→霜
- 英→霙

漢字の一部が見えています。それぞれの二字熟語を答えてください。

①
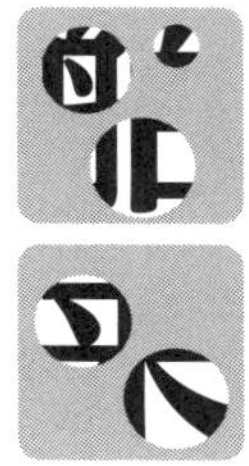

②
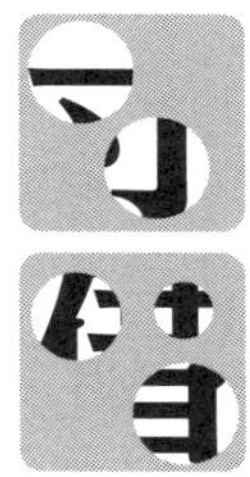

③
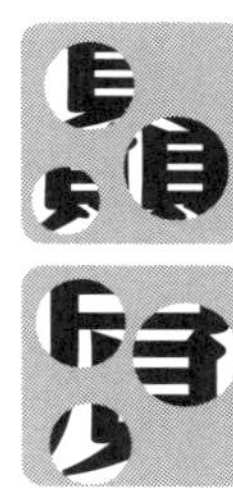

④
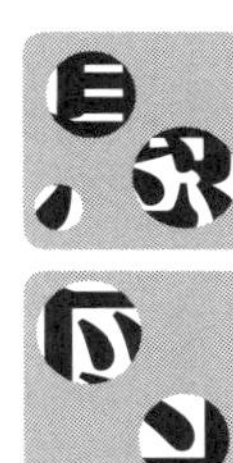

⑤
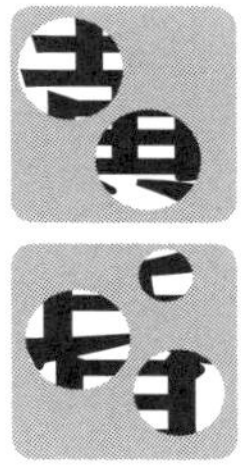

⑥
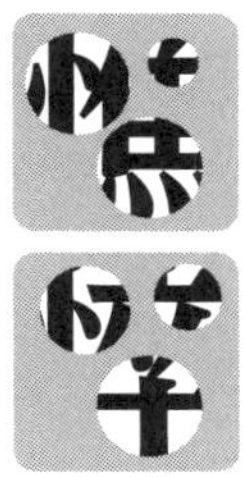

⑦
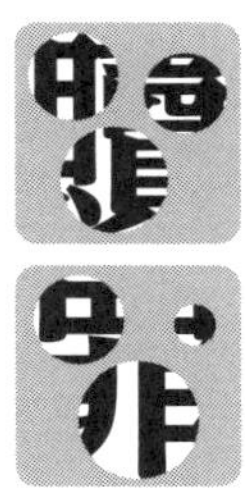

⑧
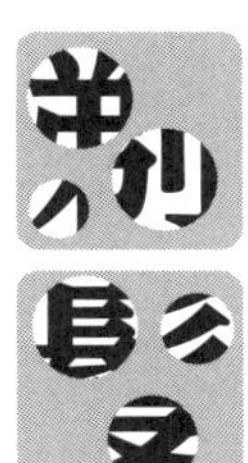

⑨
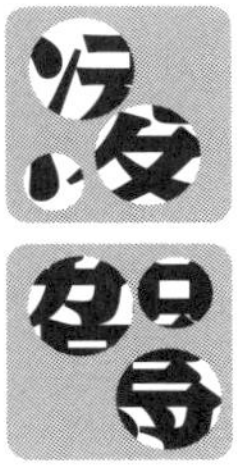

⑩
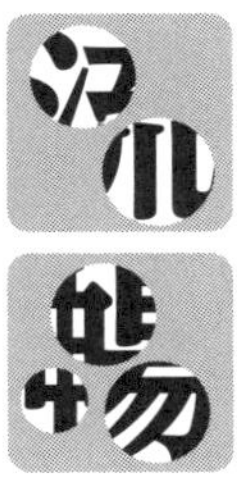

⑪
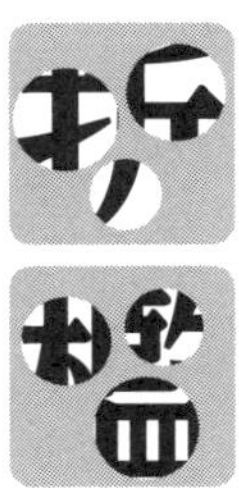

⑫
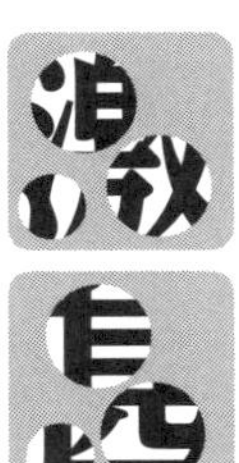

① **舶来**（はくらい）

船で海外から運ばれてくること。渡来すること。「舶来品」。

② **寸借**（すんしゃく）

少額の現金を借りること。少しの間、借りること。

③ **贔屓**（ひいき）

自分の気に入った人をとりわけかわいがり、目をかけること。

④ **愚図**（ぐず）

動作や決断、態度がはっきりしないこと。また、そういう人。

⑤ **黄昏**（たそがれ）

日が沈んで薄暗い時。夕暮れ。ピークを過ぎて勢いが衰えたころ。

⑥ **憔悴**（しょうすい）

病気や心労が原因で、やつれること。やせ衰えること。

⑦ **贖罪**（しょくざい）

善行を重ねたり金品を出したりすることで、罪から解放されること。

⑧ **剃髪**（ていはつ）

髪を剃（そ）り落とすこと。特に出家する際、髪を剃って僧になること。

⑨ **凌駕**（りょうが）

他のものを追い抜いて、上回ること。「他社を凌駕する開発力」。

⑩ **流暢**（りゅうちょう）

話しぶりや書字が、流れるようにスムーズであること。

⑪ **折檻**（せっかん）

厳しく戒める。強く叱る。体罰を加えて懲らしめること。

⑫ **激甚**（げきじん）

度を越えて激しいこと。甚（はなは）だしい。「激甚災害」。

漢字の一部が見えています。それぞれの三字熟語を答えてください。

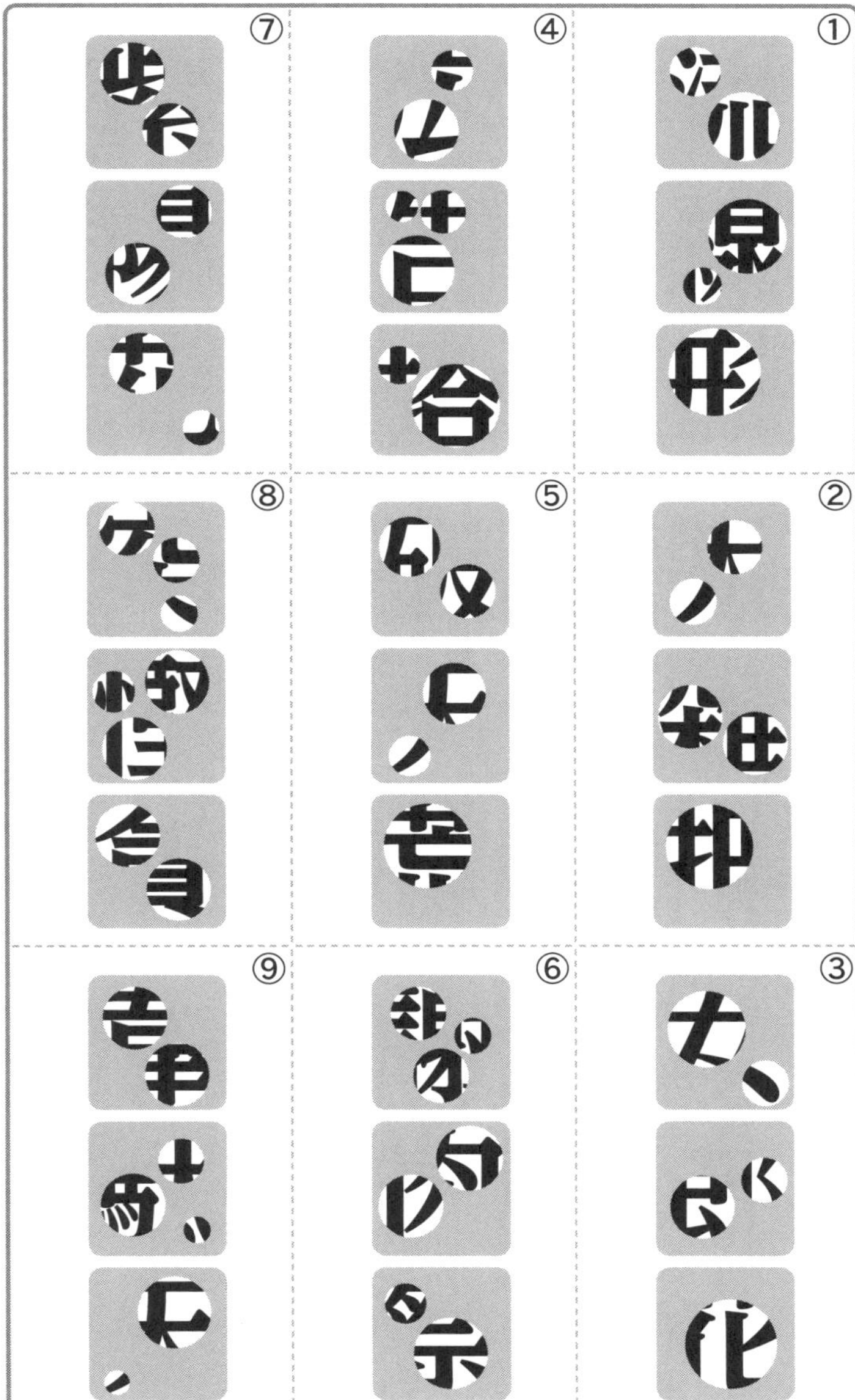

① 流線形（りゅうせんけい）

曲線で構成された、抵抗を最小限に抑えた形。

② 大雑把（おおざっぱ）

細部にわたらず、大まかに全体を捉えるさま。

③ 女郎花（おみなえし）

オミナエシ科の多年生植物。秋の七草の一つ。

④ 広告塔（こうこくとう）

企業などの宣伝の役割を担う、構造物や有名人。

⑤ 破天荒（はてんこう）

誰も成し遂げていないことを初めてすること。前代未聞（ぜんだいみもん）。

⑥ 謝肉祭（しゃにくさい）

カトリックの文化圏で行われる祭りのこと。

⑦ 紫陽花（あじさい）

アジサイ科の落葉低木。梅雨の時期に開花する。

⑧ 突慳貪（つっけんどん）

不親切で、振る舞いなどが人情味に欠けること。

⑨ 韋駄天（いだてん）

足が速いとされる仏法の守護神。足の速い人のたとえにも。

漢字の一部が見えています。それぞれの四字熟語を答えてください。

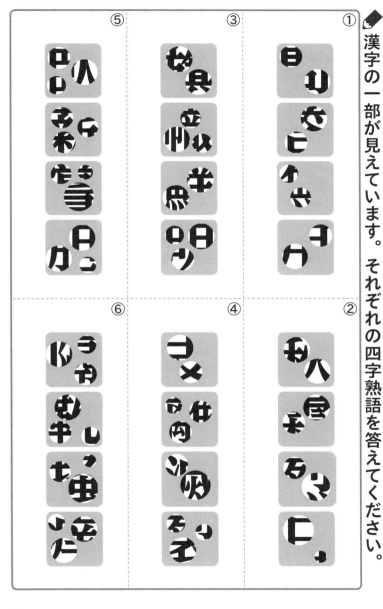

①

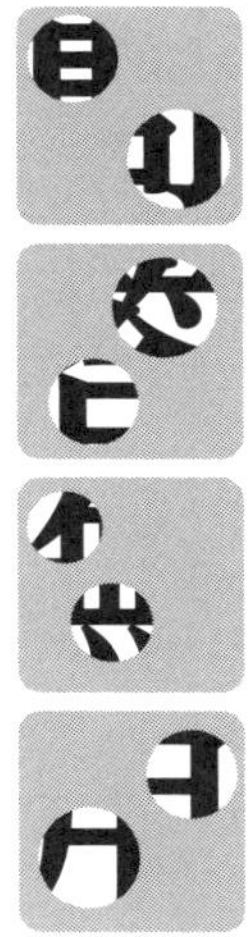

②

③

④

⑤

⑥

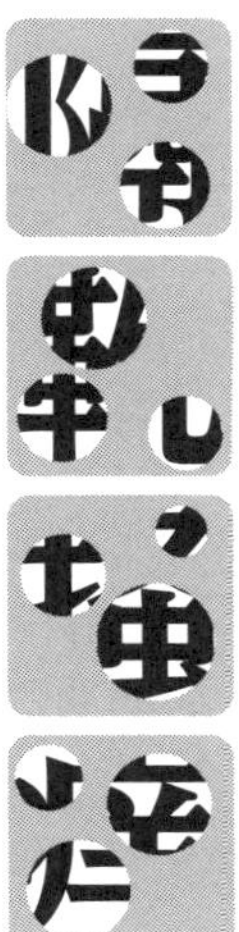

①
問答無用（もんどうむよう）
これ以上話し合っても無利益で、もはや議論する必要のないこと。

②
秋霜烈日（しゅうそうれつじつ）
刑罰・意志・権威などが厳しく、強いことのたとえ。また、厳（おごそ）かであることのたとえ。

③
旗幟鮮明（きしせんめい）
態度・主義・主張がはっきりしていること。戦場で旗印が鮮やかであるという意から。

④
支離滅裂（しりめつれつ）
統一されずにバラバラな状態のこと。物事に筋道が通っておらず、まとまりのない様子。

⑤
臥薪嘗胆（がしんしょうたん）
将来の成功を期して、長い年月の間、苦労に耐えること。薪の上で寝て、胆をなめる意から。

⑥
隔靴掻痒（かっかそうよう）
思いどおりにいかなくて、もどかしいこと。靴を隔てて痒いところをかくという意から。

第4章

奥深い！
テーマ別で学ぶ
漢字の世界編

全216問

第４章では、難読漢字を集めました。自然や動植物、食べ物といったテーマ別の漢字のほか、地名・人名・文化・芸術など、一筋縄ではいかない難読漢字ばかりです。さらに、動詞・形容詞・副詞などの読み問題もありますので、果敢に挑戦してください。

漢字実力レベル診断

何問正解できたか採点して、自分の実力をチェックしてみましょう。

160問正解：博　士レベル

120問正解：秀　才レベル

80問正解：一般人レベル

自然にまつわる漢字です。漢字の読みを答えてください。

① 薄氷（ひらがな4文字で）

② 霪

③ 雫

④ 追風（ひらがな3文字で）

⑤ 霹靂（訓読みで）

⑥ 昊（訓読みで）

⑦ 靄

⑧ 西風（ひらがな3文字で）

⑨ 霾

⑩ 颱風

⑪ 朏

⑫ 霓

⑬ 瀞

⑭ 霈（訓読みで）

⑮ 霆

⑯ 天漢（ひらがな5文字で）

① **うすらい**
春浅い頃に薄く張った氷のこと。「はくひょう」「うすごおり」とも。

② **ながあめ**
十日以上降り続く雨のこと。「長雨」とも書きます。

③ **しずく**
水や液体の滴り落ちる粒。また、その粒が滴り落ちること。

④ **おいて**
人が進む方向へ吹く風。有利な状況や後押しの意味もあります。

⑤ **かみとけ**
雷が落ちること。落雷。「神解け」とも書きます。音読みは「へきれき」。

⑥ **そら**
大空、または夏空のこと。「旻」も、そらと読み、秋空を表します。

⑦ **もや**
薄い霧や煙霧のこと。10キロ以上先が見えない現象をいいます。

⑧ **ならい**
西から吹く風。「せいふう」「にしかぜ」とも読みます。

⑨ **つちふる**
季節風に吹き流され、空を覆った黄砂が徐々に落下する現象。

⑩ **たいふう**
夏の終わりから秋に発生する強い低気圧。「台風」とも書きます。

⑪ **みかづき**
陰暦3日目に出る弓形の月。また、その頃の月。名字にも使われます。

⑫ **にじ**
はっきり見える虹の外側に、薄く生じる七色の帯。副虹のこと。

⑬ **とろ**
浸食されて川の水が深く、流れの緩やかな所。観光名所もあります。

⑭ **ひさめ**
雨が盛んに降りしきるさま。大雨や豪雨と意味が似ています。

⑮ **いかずち**
激しい雷。雷鳴の余韻。現代仮名遣いでは「いかずち」と書きます。

⑯ **あまのがわ**
「天の川」「天の河」とも。8、9月でも条件が合えば観測可能。

漢字が示している動植物の名前を答えてください。

① 合歓木

② 蟷螂

③ 雨虎

④ 躑躅

⑤ 含羞草

⑥ 羚羊

⑦ 翻車魚

⑧ 酸漿

⑨ 豪猪

⑩ 避役

⑪ 胡獱

⑫ 磯巾着

⑬ 山原水鶏

⑭ 八朔

⑮ 蝦蟇

⑯ 靫葛

① ねむ（ぶ）のき
初夏に紅色の花が咲くマメ科の落葉高木。和歌によく登場します。

② かまきり
他の小動物を捕食する、肉食性の昆虫。「鎌切」とも書きます。

③ あめふらし
体内に薄い貝殻を持つ軟体動物。ナメクジによく似ています。

④ つつじ
ツツジ属の植物の総称。ネパールでは国花となっています。

⑤ おじぎそう
ネムノキ亜科の植物の一種。「眠り草」とも呼ばれています。

⑥ かもしか
日本ではニホンカモシカを指す。古くは食用とされてきました。

⑦ マンボウ
独特の巨体が特徴の海水魚。尾びれがないため、泳ぎが苦手です。

⑧ ほおずき
ナス科ホオズキ属の多年草。観賞用や食用として栽培されます。

⑨ ヤマアラシ
体の上と側面にトゲ状の剛毛を持つ、草食性の哺乳動物。

⑩ カメレオン
特異な爬（は）虫類として知られる。感情によって体色変化もします。

⑪ トド
アシカ科トド属の哺乳類。雄は体長４メートル、体重は1トンにも。

⑫ イソギンチャク
無脊椎動物。名前は、巾着の口を閉めた形に似ているところから。

⑬ ヤンバルクイナ
絶滅危惧種に分類されている鳥類。飛ぶ力がほとんどありません。

⑭ はっさく
ミカン科の一種。江戸時代に、広島県の因島（いんのしま）で発見されました。

⑮ がま
ヒキガエルの俗称。蝦蟇口、蝦蟇足などにも使われる漢字ですね。

⑯ うつぼかずら
虫を捕食する食虫植物。観賞用として、温室栽培されています。

漢字が示している動植物の名前を答えてください。

① 巻耳	⑤ 螻蛄	⑨ 薇	⑬ 鶏魚
② 鸚哥	⑥ 鸛	⑩ 壁蝨	⑭ 艾
③ 栴檀	⑦ 蜚蠊	⑪ 吉丁虫	⑮ 鴴
④ 蚰蜒	⑧ 埋葬虫	⑫ 蘆薈	⑯ 善知鳥

① **おなもみ**
キク科の一年草。果実にトゲがあり、「ひっつき虫」と呼ばれます。

② **インコ**
鮮やかな色の羽毛を持った鳥類。音声をまねることができます。

③ **せんだん**
センダン科の落葉高木。また、白檀（びゃくだん）の別名。「栴檀は双葉より芳し」。

④ **げじげじ（げじ）**
ムカデに似ているが、ムカデよりも長い触角や足を持つ節足動物。

⑤ **けら**
ほぼ地中で生活をする昆虫。日本では「おけら」と呼ばれています。

⑥ **コウノトリ**
東アジアに分布する大型の水鳥。絶滅危惧種に指定されています。

⑦ **ゴキブリ**
扁平な体で、動きが速い。3億年前に生まれた、生きた化石。

⑧ **しでむし**
動物の死体に集まり、それを餌にする、甲虫目シデムシ科の昆虫。

⑨ **ぜんまい**
山野に生え、食用として収穫されることも多いシダ植物。

⑩ **ダニ**
体長1ミリ以下で動物に寄生し血を吸う。世界に約2万種いるそう。

⑪ **タマムシ**
タマムシ科の米形の甲虫。緑色の金属光沢があり、古代は装飾にも。

⑫ **アロエ**
多肉植物の一種。生薬として、便秘や美容によいとされています。

⑬ **イサキ**
45センチほどの初夏が旬の海水魚。主に東アジア沿岸に生息。

⑭ **よもぎ**
キク科の多年草。独特の香りがある。「もぐさ」とも読みます。

⑮ **ちどり**
チドリ科の鳥の総称。約60種が世界中の水辺に生息しています。

⑯ **うとう**
海鳥の一種。潜水能力が高く、水中を泳いで、小魚を捕食します。

漢字が示している食べ物の名前を答えてください。

① 甘蕉	⑤ 水雲	⑨ 鰐梨	⑬ 鯑
② 索麺	⑥ 饂飩	⑩ 五歛子	⑭ 占地
③ 牛酪	⑦ 舐瓜	⑪ 塩汁鍋	⑮ 陸蓮根
④ 扁桃	⑧ 獼猴桃	⑫ 御田	⑯ 鋤焼

① バナナ
バショウ科の多年草。機能性果実として注目されています。

② そうめん
小麦粉をこねて、細長くのばし日に干した麺。「素麺」とも書きます。

③ バター
牛乳から分離したクリームを練って固めたもの。元は塗り薬でした。

④ アーモンド
バラ科の落葉高木。果実は栄養価が高く、菓子や料理に使われます。

⑤ もずく
褐藻類（かっそうるい）ナガマツモ目の海藻。細く分枝していて、粘質なのが特徴。

⑥ うどん
小麦粉を練って、長く切った麺。讃岐、稲庭などが有名な国民食。

⑦ メロン
ウリ科の蔓（つる）性の一年草。高価な果物で、お見舞いの定番ですね。

⑧ キウイ
マタタビ属の蔓性落葉樹。果実が鳥のキウイに似ていることから。

⑨ アボカド
クスノキ科の常緑高木。果実は栄養価が高く「森のバター」とも。

⑩ スターフルーツ
果実の断面が五芒星（ごぼうせい）の形をした果物。「ごれんし」とも読みます。

⑪ しょっつるなべ
秋田県の郷土料理。白身魚と野菜をしょっつるで味付けした鍋料理。

⑫ おでん
日本の煮込み料理の一つ。かつては豆腐田楽をさしていました。

⑬ かずのこ
ニシンの卵巣。おせち料理や結納など、縁起物として使われます。

⑭ しめじ
コナラなどの林に生える茸。「香り松茸、味占地」と言われます。

⑮ オクラ
切ると粘り気が出るアオイ科の多年草。日本名は「オカレンコン」。

⑯ すきやき
鍋料理の一つ。牛肉と野菜を甘辛いタレで煮焼きして食べます。

漢字が示している食べ物の名前を答えてください。

① 玉葱

② 粽

③ 二度芋

④ 青梗菜

⑤ 蘖

⑥ 韮

⑦ 粔籹

⑧ 干瓢

⑨ 棊子麺

⑩ 葫

⑪ 芽花椰菜

⑫ 椪柑

⑬ 米粉

麺の名前

⑭ 鱶鰭

⑮ 麺麭

⑯ 薯蕷

ひらがな3文字で

①**たまねぎ**
ユリ科ネギ属の多年草。機能性野菜として注目されています。

②**ちまき**
原料はもち米やうるち米。笹やアシの葉で包んで蒸したもの。

③**じゃがいも**
ナス属の多年草。一年に2回収穫できることからこの漢字に。

④**チンゲンサイ**
日本で最も多く栽培される中国野菜。青梗は茎が緑であることから。

⑤**もやし**
豆類などの種子を発芽させた新芽。昔は薬用として使われました。

⑥**にら**
ユリ科ネギ属の多年草。常食すると、冷え性などに効果的です。

⑦**おこし**
もち米や粟を蒸し、干して炒ったものを飴で固めた板状の和菓子。

⑧**かんぴょう**
ウリ科のふくべを裂き、乾燥させたもの。大阪が発祥の地です。

⑨**きしめん**
幅が広く薄い平打ちのうどん。愛知県名古屋地方の名産です。

⑩**にんにく**
ユリ科の多年草。強いにおいが特徴。強壮薬や香辛料に用いる。

⑪**ブロッコリー**
アブラナ科の緑黄色野菜。原産地は地中海沿岸です。

⑫**ぽんかん**
ミカン科の柑橘類(かんきつるい)の一種。日本に伝わったのは明治中期です。

⑬**ビーフン**
本来うるち米から作られた麺。現在はじゃがいもからも作られます。

⑭**ふかひれ**
サメのヒレを乾燥させたもの。かつて世界一の輸出国は日本でした。

⑮**パン**
小麦粉から作られる発酵食品。多くの国で主食となっています。

⑯**とろろ**
生のヤマノイモやナガイモをすり下ろし調味したもの。

難読地名の問題です。漢字と正しい読みを線でつないでください。

①神久保・	・そりまち
②雪車町・	・くほんぶつ
③比作・	・おいのもり
④水主町・	・ひっつくり
⑤呉服・	・くれは
⑥九品仏・	・いものくぼ
⑦彼浜・	・あちばま
⑧狼森・	・かこまち

⑨大歩危・	・よろ
⑩歴木・	・たまり
⑪十二月田・	・てしかが
⑫間人・	・たいざ
⑬弟子屈・	・ふるさと
⑭丁・	・しわすだ
⑮満水・	・くぬぎ
⑯生琉里・	・おおぼけ

①神久保（千葉県／八千代市）	そりまち
②雪車町（秋田県／由利本荘市）	くほんぶつ
③比作（広島県／大竹市）	おいのもり
④水主町（岐阜県／岐阜市）	ひっつくり
⑤呉服（大阪府／池田市）	くれは
⑥九品仏（東京都／世田谷区）	いものくぼ
⑦彼浜（長崎県／長崎市）	あちばま
⑧狼森（青森県／弘前市）	かこまち

⑨大歩危（徳島県／三好市）	よろ
⑩歴木（福岡県／大牟田市）	たまり
⑪十二月田（埼玉県／川口市）	てしかが
⑫間人（京都府／京丹後市）	たいざ
⑬弟子屈（北海道／川上郡）	ふるさと
⑭丁（兵庫県／姫路市）	しわすだ
⑮満水（静岡県／掛川市）	くぬぎ
⑯生琉里（三重県／伊賀市）	おおぼけ

難読名字の問題です。漢字と正しい読みを線でつないでください。

①十六沢・	・たけがなる
②竹箇平・	・ぬくい
③四月朔日・	・こずかた
④貴家・	・さすが
⑤五六・	・たなべ
⑥不来方・	・わたぬき
⑦七部・	・いざさわ
⑧明日・	・ふのぼり

⑨一尺八寸・	・ねぎ
⑩舎利弗・	・やごと
⑪六平・	・むさか
⑫位高・	・ほずみ
⑬八月一日・	・わんめ
⑭大戸・	・すけがわ
⑮鮏川・	・かまつか
⑯分目・	・とどろき

① 十六沢	たけがなる
② 竹箇平	ぬくい
③ 四月朔日	こずかた
④ 貴家	さすが
⑤ 五六	たなべ
⑥ 不来方	わたぬき
⑦ 七部	いざさわ
⑧ 明日	ふのぼり

⑨ 一尺八寸	ねぎ
⑩ 舎利弗	やごと
⑪ 六平	むさか
⑫ 位高	ほずみ
⑬ 八月一日	わんめ
⑭ 大戸	すけがわ
⑮ 鮭川	かまつか
⑯ 分目	とどろき

歴史上の人物名です。漢字の読みを答えてください。

①厩戸皇子

②以仁王

③大伴坂上郎女

④正親町天皇

⑤菱川師宣

⑥犬上御田鍬

⑦島津斉彬

⑧井伊直弼

①

うまやどのおうじ（うまやどのみこ）

厩戸の前で生まれたといわれる聖徳太子（しょうとくたいし）のこと。飛鳥時代、推古天皇（すいこてんのう）のもとで政治手腕を振るった。

②

もちひとおう

平安朝後期、後白河天皇（ごしらかわてんのう）の第3皇子。源頼政（みなもとのよりまさ）らと平氏討伐を謀るも発覚、逃れる途中に戦死。

③

おおとものさかのうえのいらつめ

奈良時代の女流歌人。大伴旅人（おおとものたびと）の異母妹。『万葉集』では、女流歌人で最多の歌が収められました。

④

おおぎまちてんのう

第１０６代天皇。織田信長・豊臣秀吉らからの援助を受け、皇室の権威回復に尽力しました。

⑤

ひしかわもろのぶ

江戸時代初期の浮世絵師。独自の美人画で浮世絵を確立。『見返り美人図』が有名です。

⑥

いぬか（が）みのみたすき

飛鳥時代の官人。最後の遣隋使として渡航。帰国後、舒明天皇（じょめいてんのう）の命で最初の遣唐使となった。

⑦

しまづなりあきら

江戸末期の薩摩藩主。異母弟久光（ひさみつ）一派との家督争い（お由良騒動（ゆらそうどう））を経て藩主となりました。

⑧

いいなおすけ

江戸末期の大老。近江彦根藩主。安政の大獄から、桜田門外の変に至る史実はあまりに有名。

日本の伝統色の名前です。漢字の読みを答えてください。

① 枯茶

② 花緑青

③ 萌葱色

④ 鴇鼠

⑤ 枇杷茶

⑥ 一斤染

⑦ 海松色

⑧ 御納戸色

⑨ 支子色

⑩ 木賊色

⑪ 空五倍子色

⑫ 青褐

⑬ 猩々緋

⑭ 葡萄茶

⑮ 百入茶

⑯ 赭

① **からちゃ**
黄みを帯びた茶色。ミルクチョコっぽい感じの色です。

② **はなろくしょう**
明るく渋い青緑色。いわゆる、エメラルドグリーンです。

③ **もえぎいろ**
葱の芽のような緑色。歌舞伎の定式幕（黒・柿・萌葱）の色です。

④ **ときねず**
ピンクがかったネズミ色。つまり、鴇色（ときいろ）＋鼠（ねずみ）色（いろ）です。

⑤ **びわちゃ**
熟した枇杷の実が茶色がかったような、くすんだ黄褐色のこと。

⑥ **いっこんぞめ**
紅花一斤（いっきん）で絹一疋（いっぴき）を染める意で、淡い紅色。「いっきんぞめ」とも。

⑦ **みるいろ**
黒色がかった黄緑色。海藻のミルにちなむ。オリーブグリーン。

⑧ **おなんどいろ**
緑みの暗い青色。鉄納戸、錆納戸などの派生色もあります。

⑨ **くちなしいろ**
少し赤みのある黄色。クチナシの実で染めた色のことです。

⑩ **とくさいろ**
青みがかった濃い緑色。シダの一種、木賊の茎のような色です。

⑪ **うつぶしいろ**
わずかに紫がかった灰みの焦げ茶色。ヌルデにつく虫こぶが原料。

⑫ **あおかち**
紫がかった暗い青色。正倉院（しょうそういん）の文書にも記述がある古い色です。

⑬ **しょうじょうひ**
黄色を帯びた深紅色。猩々は想像上の生きもので、頭の毛が赤い。

⑭ **えびちゃ**
やや紫を帯びた暗い赤色。ワインレッドに近い色です。

⑮ **ももしおちゃ**
赤みのある焦げ茶色。百入は、何回も染め重ねるの意。羊羹色（ようかんいろ）とも。

⑯ **そほ**
黄みを帯びた少し暗い赤色。赭は、赤土のことです。

生活用品や日本の文化にまつわる漢字です。漢字の読みを答えてください。

① 洋杯

② 鑢

③ 肉叉

④ 簪

⑤ 漏斗

⑥ 襯衣

⑦ 躙口

⑧ 追儺
ひらがな3文字で

⑨ 鉞

⑩ 貝独楽

⑪ 初手水

⑫ 白朮詣

⑬ 葛籠

⑭ 版図

⑮ 釉薬
ひらがな5文字で

⑯ 落款

①コップ
取っ手のつかない円筒形をした、飲用の小さな容器。

②やすり
金属を削り加工する道具で、表面部分の仕上げのために使われます。

③フォーク
洋食を食べる際に刺したりすくったりして口へ運ぶ食器のこと。

④かんざし
日本髪を結う際につける伝統的な飾り。装着には様式が伴います。

⑤じょうご（ろうと）
口径が小さいところに入れやすくするために使われる道具。

⑥シャツ
世界で着用されている洋服で、公私ともに使われています。

⑦にじりぐち
千利休（せんのりきゅう）が始めた茶室に入る際に通る客用の小さな出入り口のこと。

⑧ついな
節分に病を追い払うため「福はうち、鬼は外」と豆（まめ）撒きをする行事。

⑨まさかり
大型のおの。金太郎の童謡にも登場しています。

⑩べいごま
回して相手を弾き、最後に残ったほうが勝利する鉄や鉛製のコマ。

⑪はっちょうず
元日の朝、手や顔を水で洗い、清めること。

⑫オケラマイリ
京都八坂神社（やさかじんじゃ）で元日の早朝行われる行事に参詣すること。

⑬つづら
ツヅラフジで編んだ籠（かご）。耐用年数は１００年以上ともいわれる。

⑭はんと
国家の領土、勢力範囲のこと。「版図を広げる」。

⑮うわぐすり
陶磁器、琺瑯（ほうろう）などの上からかけ、強度や汚れから守る透明な薬品。

⑯らっかん
落成款識（らくせいかんし）の略語。書画に自筆、または雅号の印を押すこと。

古典・近代文学の作品名です。漢字の読みを答えてください。

① 日本霊異記

② 蜻蛉日記

③ 於母影

④ 不如帰

⑤ 俘虜記

⑥ 富嶽百景

⑦ 蒼氓

⑧ 陰翳礼讃

① **にほんりょういき（にほんれいいき）**

日本最古の仏教説話集。平安初期の僧、景戒が編纂(へんさん)。正式名称は『日本国現報善悪霊異記』です。

② **かげろうにっき**

平安朝の歌人、藤原道綱母(ふじわらのみちつなのはは)が、蜻蛉のようなはかない身の上を和歌を交えて綴った日記文学。

③ **おもかげ**

森鷗外(もりおうがい)主宰の「新声社(しんせいしゃ)」同人の訳詩集。ゲーテ、バイロンなどの西欧叙情詩を美しい日本語で紹介。

④ **ほととぎす**

徳富蘆花(とくとみろか)の長編小説。海軍少尉・川島武男(かわしまたけお)と妻浪子(なみこ)の悲劇を描き、明治期のベストセラーに。

⑤ **ふりょき**

大岡昇平(おおおかしょうへい)作、太平洋戦争従軍体験に基づく連作小説。捕虜となった経緯や、収容所生活を描いた。

⑥ **ふがくひゃっけい**

太宰治(だざいおさむ)の小説。山梨に井伏鱒二(いぶせますじ)を訪ね、富士山と向き合う日々を描いた短編。

⑦ **そうぼう**

石川達三(いしかわたつぞう)の第１回芥川賞受賞作。１９３０年頃のブラジル移民団の悲惨な実態を描いた。

⑧ **いんえいらいさん**

谷崎潤一郎(たにざきじゅんいちろう)の随筆。失われゆく日本人の美意識や生活、四季折々の風情への心情を綴った作品。

歌舞伎・文楽の演目です。漢字の読みを答えてください。

①国性爺合戦

②妹背山婦女庭訓

③双蝶々曲輪日記

④天竺徳兵衛韓噺

⑤三人吉三廓初買

⑥菅原伝授手習鑑

⑦心中天網島

⑧伽羅先代萩

① こくせんやかっせん

江戸初期、明朝の復興運動を行った、鄭成功（ていせいこう）が題材の人形浄瑠璃（文楽）。後に歌舞伎化。

② いもせやまおんなていきん

蘇我入鹿（そがのいるか）の暴虐に対抗する人々を描く古代史ロマン。妹背は、愛し合う男女をさす言葉です。

③ ふたつちょうちょうくるわにっき

人を殺してしまった関取濡髪（ぬれがみ）。互いを思う母と息子たちの心情が泣かせます。

④ てんじくとくべえいこくばなし

日本転覆の野望を抱く天竺徳兵衛が、大蝦蟇（おおがま）に乗って大暴れ。大仕掛けの「外連（けれん）」が楽しい作品。

⑤ さんにんきちさくるわのはつがい

盗賊三人の因果応報を描く「白浪物（しらなみもの）」。名台詞「こいつぁ春から縁起がいいわえ」に胸が躍ります。

⑥ すがわらでんじゅてならいかがみ

菅原道真（すがわらのみちざね）の左遷が題材。首実検で身代わりとなった我が子の死を偲ぶ「寺子屋」は人気作。

⑦ しんじゅうてんのあみじま

元は、紙屋治兵衛（かみやじへえ）と遊女小春（こはる）の心中事件。愛と義理の間でもがく二人の思いが悲劇的な結末へ。

⑧ めいぼくせんだいはぎ

名家の乗っ取りを企む一派から、幼君を守る乳母や家臣たちの姿を描く。伊達騒動（だてそうどう）がモデル。

動詞の漢字の読みを答えてください。

① 戦ぐ

② 暈(か)す

③ 燥ぐ

④ 見縊る

⑤ 鏤める

⑥ 諂う

⑦ 顰める

⑧ 阿る

⑨ 殺ぐ

⑩ 怵える

⑪ 掠める

⑫ 噤む

⑬ 捥ぐ

⑭ 咳く
ひらがな４文字で

⑮ 擲つ

⑯ 擽る

① **そよぐ**
風に吹かれて、そよそよと音を立てて、わずかに揺れ動くこと。

② **ぼかす**
内容をはっきりさせず、曖昧にすること。ぼんやりさせること。

③ **はしゃぐ**
気分が高揚し、浮かれた気分になること。「子どもに戻って燥ぐ」。

④ **みくびる**
大したことはないだろうと、相手を軽視すること。あなどること。

⑤ **ちりばめる**
一面に散らすように、金や宝石などをはめ込んで飾ること。

⑥ **へつらう**
目上の人などに、こびて振る舞うこと。おもねる。

⑦ **しかめる**
不快や不満の気持ちを表して、顔や額にしわを寄せること。

⑧ **おもねる**
人に気に入られようと振る舞うこと。へつらう。

⑨ **そぐ**
物の先端を削るように切ること。斜めに削る。「気勢を殺がれる」。

⑩ **こらえる**
苦痛や怒り、悲しみなどを我慢すること。「怒りを怺える」。

⑪ **かすめる**
人の目をごまかし、すきを狙って、さっと盗み取ること。

⑫ **つぐむ**
口を閉じて、何も言わずに黙ること。黙りこくる。「固く口を噤む」。

⑬ **もぐ**
むりやりひねって、ねじり取ること。もぎりとる。

⑭ **しわ（すわ）ぶく**
咳や咳払いをすること。「しわ」は、唇という意味があります。

⑮ **なげうつ**
惜しげもなく差し出すこと。投げ捨ててかえりみないこと。

⑯ **くすぐる**
皮膚に軽い刺激を与え、笑いたくなる感じを起こさせること。

形容詞・形容動詞の漢字の読みを答えてください。

① 太々しい	② 姦しい	③ 詳らか	④ 円ら
⑤ 諄い	⑥ 小聡明い	⑦ 気怠い	⑧ 倹しい
⑨ 恙無い	⑩ 労しい	⑪ 濃やか	⑫ 囂しい
⑬ 悍ましい	⑭ 腥い	⑮ 蘞い	⑯ 漫ろ

① **ふてぶてしい**
怖いものを知らないかのように図太いさま。「太々しい態度」。

② **かしましい**
やかましくて騒がしく、耳障りなさま。「女三人寄れば姦しい」。

③ **つまびらか**
物事の詳細部分がはっきりしているさま。詳しく述べるさま。

④ **つぶら**
小さくて丸く、かわいらしいさま。「くりっとして、円らな瞳」。

⑤ **くどい**
回りくどくて、しつこいさま。煩わしく、うるさい様子。

⑥ **あざとい**
やり方が強引で、あくどいさま。抜け目がなく、小利口なさま。

⑦ **けだるい**
なんとなくやる気がせず、怠い様子。憂鬱、億劫なさま。

⑧ **つましい**
生活ぶりが贅沢ではなく、地味で質素なさま。また、遠慮深いさま。

⑨ **つつがない**
災害や不幸、病気がなく、平穏無事であるさま。「恙無い進行」。

⑩ **いたわしい**
気の毒な様子。同情せずにはいられないようなさま。

⑪ **こまやか**
情愛が深く、思いやりのあるさま。心がこもっている様子。

⑫ **かまびすしい**
物音や声が騒がしく不快なさま。「かしましい」「かしがましい」とも。

⑬ **おぞましい**
嫌な感じがして、ぞっとするさま。また、強情な様子。

⑭ **なまぐさい**
生肉や生魚の独特な臭いがすること。また、欲や利害がからむさま。

⑮ **えぐい**
あくが強いこと。また、むごたらしく、どぎついさま。

⑯ **そぞ（すず）ろ**
なんとなくそうするさま。また、落ち着かず、そわそわするさま。

副詞の漢字の読みを答えてください。

① 鱈腹

② 序でに

③ 嘸かし

④ 愈愈

⑤ 却って

⑥ 緊緊

⑦ 温温

⑧ 濫りに

⑨ 須く

⑩ 努努

⑪ 遥遥

⑫ 聴て

⑬ 頻りに

⑭ 迚も

⑮ 甚く

⑯ 随に

解答

① **たらふく**
たくさん飲んだり、食べたりするさま。腹いっぱい。「鱈腹食べた」。

② **ついでに**
その機会を利用し、直接関係ないことをするさま。一緒に。

③ **さぞかし**
「さぞ」を強めた語。こうであるに違いないと思いやる意を表す。

④ **いよいよ**
より一層、程度が高まるさま。とうとう。ますます。

⑤ **かえって**
予想していた結果とは、反対になるさま。むしろ。逆に。

⑥ **ひしひし**
身に強く感じるさま。また、ぴったりで隙間のないさま。

⑦ **ぬくぬく**
気持ちがよく、不自由なく穏やかであり、満足なさま。

⑧ **みだりに**
これといった理由もなく、分別なく行うさま。でたらめなさま。

⑨ **すべからく**
物事を、何としてでもしなければならないという意。当然。

⑩ **ゆめゆめ**
「ゆめ」の意味を強めた語。決して。まったく。みじんも。

⑪ **はるばる**
遠く離れているさま。遠くから、また遠くへ動作などがおよぶさま。

⑫ **やがて**
しばらくの時がたって、事が起きるさま。まもなく。そのうち。

⑬ **しきりに**
時間をおかず、物事が繰り返されるさま。ひっきりなしに。

⑭ **とても**
否定的な意味を強調する際に用いる語。どうしても。とうてい。

⑮ **いたく**
程度が非常に甚(はなは)だしいさま。ひどく。甚だしく。

⑯ **まにまに**
物事の成り行きに任せて行動するさま。まにま。

第5章

レベルアップ！
かなり手強い
超難問編

全208問

第５章は、漢字検定１級レベル相当の漢字も出てくる超難問揃い。さまざまな分野の言葉がランダムに登場しますが、普段なかなか使わない漢字がたくさん出てきますので、全て読み書きできるようになれば、誰に対しても自慢できること請け合いです。

漢字実力レベル診断

何問正解できたか採点して、自分の実力をチェックしてみましょう。

130問正解：博　士レベル

100問正解：秀　才レベル

50問正解：一般人レベル

小手調べ問題です。漢字の読みを答えてください。

①含羞む
②精悍
③魂消る
④身嗜み
⑤鼎談
⑥阿吽
⑦紙魚
⑧俎上
⑨借款
⑩咀嚼
⑪舳先
⑫蒲魚
⑬怪訝
⑭殊更
⑮矜持
⑯臙脂

① はにかむ
照れくさそうに笑い、恥ずかしがるさま。恥じらい。

② せいかん
態度や顔つきが鋭く、勇ましいこと。凛々しい様子。

③ たまげる
びっくりする。魂が消えるほど驚くこと。「たまぎる」とも読みます。

④ みだしなみ
言動や服装を正しく整える心掛け。身につけるべき教養や技芸。

⑤ ていだん
3人が向かい合い、ある事柄について会談すること。また、その話。

⑥ あうん
宇宙の初めと終わり。または、吐く息と吸う息。「阿吽の呼吸」。

⑦ しみ
衣服や書物などに使われている糊を食べる、シミ科の昆虫。

⑧ そじょう
まな板の上。ある事柄を議論することを「俎上に載せる」という。

⑨ しゃっかん
国家間における資金の貸借。円借款は途上国への融資制度のこと。

⑩ そしゃく
摂取した食物を細かくなるまで歯でよく噛むこと。

⑪ へさき
船の前のほうの部分をいう。船首。みよし。

⑫ かまとと
知っていても知らないふりをし、上品ぶること。また、その人。

⑬ けげん
訳が分からず不思議に思うこと。また、そのさま。「かいが」とも。

⑭ ことさら
故意にすること。わざわざ。または、格別なさま。特に。

⑮ きょうじ
自分の価値や能力を信じて誇る気持ち。プライド。

⑯ えんじ
深く艶やかな紅色。昔、化粧紅にはヤギの脂が使われていました。

小手調べ問題です。次の言葉を漢字で書いてください。

①あっけ

②くおん

③しゅっぽん

④おおぎょう

⑤かんぞう（――を処方する）

⑥つづらおり

⑦もんぜつ

⑧おういつ

⑨ごうはら

⑩ひじゅん

⑪としかさ

⑫しゃっけい

⑬せっせい（――に努める）

⑭なんじゅう

⑮つちくれ

⑯けいこ

①**呆気**
意外な事態に驚き呆れて気が抜ける状態。「呆気にとられる」。

②**久遠**
仏語。永遠。遠い過去や未来。またはある事柄が変化しないこと。

③**出奔**
逃げ出して姿をくらますこと。武士が所属勢力を抜け出すこと。

④**大仰**
大げさなこと。仰々しい。「大形」「大業」「大行」と書く場合もある。

⑤**甘草**
マメ科の多年草。漢方薬や甘味料として利用されています。

⑥**九十九（葛）折り**
ツヅラフジの蔓(つる)の如(ごと)く山路が幾つにも曲がりくねっている様子。

⑦**悶絶**
苦しみもだえて、気絶すること。「あまりの激痛に悶絶した」。

⑧**横溢（汪溢）**
溢れ流れるほど盛んなこと。「気力が横溢する」。

⑨**業腹**
非常に腹が立つこと。ひどくしゃくに障ること。また、そのさま。

⑩**批准**
署名した条約に対する国家の最終的な確認、同意のこと。

⑪**年嵩**
年齢が上であること。また、高齢を表す場合もある。

⑫**借景**
山などの自然を庭園風景の背景として利用する、造園技法の一つ。

⑬**摂生**
体によくないことを慎み、健康に注意すること。養生ともいう。

⑭**難渋**
物事がすらすらといかないこと。苦しみ悩んで難儀すること。

⑮**土塊**
土のかたまり。土。または墓、墳墓のこと。「どかい」とも読む。

⑯**稽古**
芸能・武術などを習うこと。練習。「稽古に励む」。

小手調べ問題です。漢字の読みを答えてください。

①招聘

②畏敬

③袂

④悄気る

⑤粗忽

⑥剣呑

⑦蔑ろ

⑧晩生　ひらがな３文字で

⑨悪阻　ひらがな３文字で

⑩温石

⑪惹句

⑫咎人

⑬拿捕

⑭飛礫

⑮逗留

⑯熨斗

①
しょうへい
礼を尽くして、丁重な態度で人を招くこと。

②
いけい
偉大な人や崇高なものなどに心から服し、畏れて敬うさま。

③
たもと
和服の袖付けより下の垂れ下がっている部分。かたわら。

④
しょげる
失敗や失望でがっかりして、元気をなくすこと。しょんぼりする。

⑤
そこう
軽はずみでそそっかしいこと。また、それによる過ち。

⑥
けんのん
危険を感じたり不安を覚えたりするさま。険難が変化したもの。

⑦
ないがしろ
人や物事に対して、そこにあってもないもののように扱うこと。

⑧
おくて
遅く成熟する品種。稲の場合「晩稲」とも書きます。

⑨
つわり
妊娠初期の吐き気や嘔吐、食欲不振を起こす状態。

⑩
おんじゃく
温めた石を布に包み体を温める物。軽石、滑石を用います。

⑪
じゃっく
人の心を引きつける文句。広告などで多く用いられます。

⑫
とがにん
罪を犯した人。「咎」とは、道理や約束に背くことをいいます。

⑬
だほ
他国、敵国の船を捕らえること。非武装の民間船などが対象です。

⑭
つぶて
小石を投げること。また、その小石そのもの。

⑮
とうりゅう
旅先でしばらく滞在すること。また1カ所でぐずぐずすること。

⑯
のし
祝いの時に渡す進物に添える飾り。お見舞いの際にも用います。

小手調べ問題です。次の言葉を漢字で書いてください。

①ぎふ　――県

②あぜくら

③ちりめん

④どぶろく

⑤たかじょう

⑥ちご

⑦らちがい

⑧かがりび

⑨りょうしゅう　派閥の――

⑩りさい　――した人々

⑪ふもと

⑫はんらん　川が――する

⑬けやき

⑭でんぷん

⑮へきえき

⑯ろうえい　機密の――

①
岐阜
日本の中部地方に位置する内陸県。飛騨牛は特産物です。

②
校倉
角材などを組み上げて造った倉。正倉院（しょうそういん）は校倉造りの高床式倉庫。

③
縮緬
絹を平織りにして作られた織物。着物によく使われます。

④
濁酒
発酵させただけで、もろみを濾（こ）しとらない、白く濁ったお酒。

⑤
鷹匠
鷹を使った狩りの専門家。鷹匠になるには3年以上かかります。

⑥
稚児
社寺の祭礼などの行列に着飾り参加する子どものこと。

⑦
埒外
ある物事の一定の範囲外のこと。本来は馬を囲っておく柵の意。

⑧
篝火
夜の警護や照明に、また、漁猟をする際にたく火。かがり。

⑨
領袖
襟と袖。これらが目立つことから、人の頭や主となる人をさす。

⑩
罹災
火事や地震などの災害に遭うこと。「罹災証明書」。

⑪
麓
山の下のほうの、だんだんとなだらかになったところ。山のすそ。

⑫
氾濫
川の水などが溢れて洪水になること。事物がやたらと出回ること。

⑬
欅
ケヤキ属の落葉高木。木目が美しく、建材や家具材に用いられる。

⑭
澱粉
ブドウ糖から成る多糖類の一種。精製澱粉は白色で無味無臭。

⑮
辟易
勢いに押されて嫌気がさし、尻込みすること。うんざりすること。

⑯
漏洩
水などが漏れること。また、内部の機密事項が外部に漏れること。

漢字の読みを答えてください。

① 雪洞

② 研鑽

③ 演繹

④ 僭越

⑤ 屹立

⑥ 緞帳

⑦ 拝謁

⑧ 舌禍

⑨ 逼迫

⑩ 鼯鼠

⑪ 反芻

⑫ 慚愧

⑬ 涎掛け

⑭ 笊

⑮ 胡粉

⑯ 毀損

① ぼんぼり
枠に紙を張って覆った灯具。「ほんのり」が転訛した言葉らしい。

② けんさん
努力して、学問などをみがき深めること。「研鑽を積む」。

③ えんえき
一つの事柄から、他の個別な事柄へ押し広げて述べること。

④ せんえつ
自分の身分に不相応な出過ぎたことをすること。そういう態度。

⑤ きつりつ
山や建物が高くそびえ立っていること。動かず立っていること。

⑥ どんちょう
客席から舞台を隠すための幕。巻いて上下に開閉する仕組みです。

⑦ はいえつ
天皇や目上の人に会うことを謙遜して言う言葉。御目見（おめみえ）。

⑧ ぜっか
発言内容が法律や他人の怒りに触れたために災いに遭うこと。

⑨ ひっぱく
事態が差し迫って余裕がないこと。苦痛や災難が身に迫ること。

⑩ モモンガ
リス科の哺乳類。夜行性で樹間を滑空する。「ムササビ」とも。

⑪ はんすう
のみ込んだ物を口内に戻し再び咀嚼（そしゃく）すること。何度も考えること。

⑫ ざんき
自分の行いを悔やみ、深く恥じること。元は仏教語でした。

⑬ よだれかけ
幼児が首に下げる布。よだれが垂れて服が濡れるのを防ぎます。

⑭ ざる
長細い竹や針金等で編んだ容器。水気や粉を落とすのに使います。

⑮ ごふん
日本画や日本人形に用いる、貝殻を焼いて作った白色の顔料。

⑯ きそん
物を壊すこと。利益・名誉・信用などを失うこと。「名誉毀損」。

漢字の読みを答えてください。

① 遁走

② 正鵠

③ 胡乱

④ 惚気

⑤ 仕舞屋

⑥ 物怪

——な顔

⑦ 恬然

⑧ 闖入

⑨ 弓削

⑩ 僥倖

⑪ 鯱

⑫ 嬰児

ひらがな4文字で

⑬ 邂逅

⑭ 暗澹

⑮ 緑青

⑯ 糟糠

① **とんそう**
逃れ走ること。逃げ出すこと。

② **せいこく**
的の中央にある黒点。物事の核心・要点。「正鵠を射る」。

③ **うろん**
怪しいこと。胡散臭い。あやふや。乱雑。

④ **のろけ**
のろけること。男女の仲をいい気になって話すさま。その話。

⑤ **しもたや**
商店ではない家。商店を営んでいたが、財産ができてやめた家。

⑥ **もっけ**
思いのほか。意外なこと。不吉なこと。「物怪の幸い」。

⑦ **てんぜん**
物事にこだわらず、平然としているさま。「恬然とした態度」。

⑧ **ちんにゅう**
許可なく突然入り込むこと。「闖入者」。

⑨ **ゆげ**
弓を削り作ること。また、それを職とした人。

⑩ **ぎょうこう**
思いがけない幸せ。零(こぼ)れ幸い。または、幸運を願い待つこと。

⑪ **しゃち**
海洋動物の一種。人懐っこく知能が高い動物と考えられています。

⑫ **みどりご**
生まれて間もない子。または、3歳ぐらいまでの幼児。

⑬ **かいこう**
思いがけない出会い。ばったり出会うこと。「わくらば」とも読む。

⑭ **あんたん**
薄暗く曖昧な様子。先が見えず、希望が持てないさま。

⑮ **ろくしょう**
銅の酸化によって生ずる青緑色の錆。顔料に用いられていました。

⑯ **そうこう**
酒糟(さけかす)と米糠(こめぬか)。転じて、粗末な食事、価値のないものをさす。

漢字の読みを答えてください。

① 慟哭

② 剪定

③ 懺悔

④ 呪詛

⑤ 編纂

⑥ 蕾

⑦ 稀覯本

⑧ 兵児帯

⑨ 夭折

⑩ 逡巡

⑪ 筏

⑫ 痘痕　ひらがな3文字で

⑬ 掏摸

⑭ 仄聞

⑮ 総角　訓読みで

⑯ 濁声　訓読みで

① **どうこく**
悲しみに耐えきれず、激しく泣き叫ぶこと。

② **せんてい**
枝の一部を切ることで効率的に生長を促し、美しく整えること。

③ **ざんげ**
犯した罪を悔やんで神仏などに告白し、許しを請うこと。

④ **じゅそ**
恨みのある相手に災いが及ぶよう神仏や悪霊に祈ること。

⑤ **へんさん**
集めた多くの資料を整理・加筆し、書物の内容をまとめること。

⑥ **つぼみ**
まだ咲き開いていない花。前途有望だが、まだ一人前でない若者。

⑦ **きこうぼん**
貴重で珍しい本のこと。特殊な理由があって、手に入りにくい本。

⑧ **へこおび**
男子、子ども用の和服の帯の一種。明治以降に流行しました。

⑨ **ようせつ**
年若くして亡くなること。早死に。

⑩ **しゅんじゅん**
決心が定まらず、尻込みすること。「躊躇逡巡」。

⑪ **いかだ**
木材などを繋ぎ合わせて水上に浮かべた、舟のようなもの。

⑫ **あばた**
感染症である痘瘡（とうそう）が治った後に皮膚に残る、小さなくぼみのこと。

⑬ **すり**
身体をすり寄せるようにして、他人の所持品を盗み取ること。

⑭ **そくぶん**
噂により耳に入ること。人づてなどによってちょっと聞くこと。

⑮ **あげまき**
中央で二つに分けた髪を左右の耳の上で丸く束ねた髪型。

⑯ **だみごえ**
かすれたような濁った声。否定的な意味で使われます。

漢字の読みを答えてください。

① 趨勢

② 昵懇

③ 齟齬

④ 鶏冠　ひらがな3文字で

⑤ 殿　ひらがな4文字で

⑥ 蠱惑

⑦ 嘴

⑧ 恣

⑨ 静謐

⑩ 収斂

⑪ 延縄

⑫ 反駁

⑬ 憤懣

⑭ 盥

⑮ 蛹

⑯ 鎬

① すうせい
物事がある特定の方向に傾くこと。なりゆき。

② じっこん
仲のよい関係であること。また、そのさま。懇意。

③ そご
意見や事柄が、うまく一致しないこと。食い違い。

④ とさか
鶏など、キジ科の鳥の一部が持つ頭上についた赤い肉質の突起物。

⑤ しんがり
最後。または、後退する軍隊の最後尾。追撃する敵を防ぎます。

⑥ こわく
人の心を美しさや妖しい魅力で引きつけ、惑わすこと。

⑦ くちばし
主に鳥類にみられる突出した口器。細長く表面が硬いです。

⑧ ほしいまま
自分のしたいように、身勝手に行動するさま。勝手気まま。

⑨ せいひつ
平穏で落ちついていること。世の中が平和に治まっていること。

⑩ しゅうれん
引き締まって縮むこと。または、一つにまとまること。

⑪ はえなわ
漁業に使われる漁具の一種。延縄漁で使われます。

⑫ はんばく
他人の意見に反対し、論じ返すこと。反論。

⑬ ふんまん
憤ってもだえること。怒りが発散できずいらいらすること。

⑭ たらい
平たい桶のこと。通常丸い形をしていて、比較的浅いです。

⑮ さなぎ
一部の昆虫が成虫になる直前にとる形態。あまり動かない。

⑯ しのぎ
刀剣の刃と峰の間で、刀身を貫いて高くなっている部分のこと。

漢字の読みを答えてください。

① 犀利

② 噎ぶ

③ 適
ひらがな４文字で

④ 埠
ひらがな３文字で

⑤ 形振り

⑥ 雄渾

⑦ 尾鰭

⑧ 捩る

⑨ 撓む

⑩ 淑やか

⑪ 鰯

⑫ 鼈

⑬ 明礬

⑭ 歪
——な形

⑮ 啀み合う

⑯ 篳篥

①
さいり
刃物などが堅くて鋭いさま。頭の働きが鋭いさま。「犀利な論述」。

②
むせぶ
飲食物を喉に詰まらせたり、煙や涙などで息が詰まり咳き込むさま。

③
たまたま
偶然。ちょうどその折。まれだが、時折。「適、道で出会った」。

④
はとば
波止場。船着き場のこと。「埠で船を待つ」。

⑤
なりふり
身なりや振る舞い、服装や態度。「形振り構わず」。

⑥
ゆうこん
雄大で勢いがいいこと。堂々としていて、よどみないこと。

⑦
おひれ
事実や本体に付け加わったもの。「尾鰭を付けて言う」。

⑧
よじる
曲げくねらせてよれた状態にする。ひねり曲げる。ねじり曲げる。

⑨
たわむ（たおむ）
他から力が加えられ、弓なりに曲がること。心がくじけること。

⑩
しとやか
動作や性格が上品なさま。女性に用いられることが多いです。

⑪
するめ
イカの臓器を除き干した食品。縁起物として祝儀に用いられます。

⑫
のみ
穴や溝を掘るのに用いる工具。柄の頭を槌で叩いて掘ります。

⑬
みょうばん
化合物の一種。皮なめし・媒染剤・製紙などに用いられます。

⑭
いびつ
形や物事の状態が歪んでいること。正常でないこと。楕円形。

⑮
いがみあう
互いに敵対視して、激しく争い合うこと。

⑯
ひちりき
雅楽の管楽器の一つ。漆を塗った竹で作られた、中国伝来の縦笛。

漢字の読みを答えてください。

① 敷衍	⑤ 痂（ひらがな4文字で）	⑨ 埴猪口	⑬ 凋れる
② 盤陀	⑥ 塹	⑩ 搦手	⑭ 鼈甲
③ 栅（ひらがな4文字で）	⑦ 就中	⑪ 大凡	⑮ 睥睨
④ 霍か	⑧ 見巧者	⑫ 誼み	⑯ 太だ

① **ふえん**
押し広げること。例などを挙げて、詳しく説明すること。

② **はんだ**
スズと鉛の合金。金属を接合するときに用います。

③ **しがらみ**
水流を抑えるため杭を打って柴を絡ませたもの。束縛となるもの。

④ **にわか**
すばやいさま。たちまち。状態が急激に変化するさま。

⑤ **かさぶた**
傷口のあとが乾いて、固まったまま付着したもの。「痂皮（かひ）」とも。

⑥ **たがね**
鋼鉄製の工具。石材や金属を削ったり彫ったりするのに使います。

⑦ **なかんずく**
その中でも。とりわけ。会話よりも、文章中に多く使われます。

⑧ **みごうしゃ**
芝居などで、慣れ通じていて目の肥えた人のこと。

⑨ **へなちょこ**
未熟者や役立たずのこと。また、そのような人をあざけっていう語。

⑩ **からめて**
砦の裏門。陣地などの後ろ側。また、相手の弱点をさすことも。

⑪ **おおよそ**
物事の大体のところ。概要。細部にこだわらないさま。

⑫ **よしみ**
親しい付き合いから生じる好意。親しい交わり。

⑬ **しおれる**
気落ちして元気がなくなりしょんぼりすること。花などが弱ること。

⑭ **べっこう**
タイマイの甲羅を加工したもの。櫛や眼鏡の縁などに使われます。

⑮ **へいげい**
辺りを威圧するように睨みつけ、勢いを示すこと。

⑯ **はなはだ**
度を越している。～し過ぎている。「太だ迷惑だ」。

漢字の読みを答えてください。

① 翻筋斗

② 弱竹

③ 頤

④ 靴箆

⑤ 奄ち

⑥ 按える

⑦ 冠木門

⑧ 畢竟

⑨ 罅

⑩ 縺れる

⑪ 細石

⑫ 宣う

⑬ 塵箱

⑭ 惘れる

⑮ 接骨木

ひらがな４文字で

⑯ 鞦韆

① **もんどり**
とび上がって、空中で体を一回転させること。宙返り。

② **なよたけ**
細くしなやかな竹のこと。「なゆたけ」「なよだけ」とも読む。

③ **おとがい**
下顎。あご。また、口数が多いこと。おしゃべりな様子。

④ **くつべら**
靴を履く時に、かかとに当てて靴を履きやすくする道具。

⑤ **たちまち**
短時間のうちに、状況が進展するさま。にわかに。またたく間に。

⑥ **おさえる**
上から押すように手をあてる。なでたり、さすったりすること。

⑦ **かぶきもん**
左右の門柱に冠木を貫き通した門で、屋根はない。

⑧ **ひっきょう**
いろいろな経過を経たが、最終的には一つの結果に落ち着くさま。

⑨ **ひび**
陶器や骨などにできた細い割れ目。また、人間関係にできた不和。

⑩ **もつれる**
絡まり合って解けなくなること。言語などに支障をきたすこと。

⑪ **さざれいし**
小石。また小石が長い年月をかけて一つの大きな塊に変化したもの。

⑫ **のたまう**
「言う」の尊敬語。現代では皮肉やからかいの意味を込めて使う。

⑬ **ごみばこ**
ごみを入れる箱のこと。中国では「果皮箱」と書きます。

⑭ **あきれる**
あまりに意外なことに驚くこと。あっけにとられる。唖然とする。

⑮ **にわとこ**
4月から5月に淡黄白色の花を咲かせる、落葉低木または小高木。

⑯ **ブランコ**
2本の綱か鎖でつり下げた横木に乗って、前後に揺り動かす遊具。

漢字の読みを答えてください。

① 一頻り

② 蠢動

③ 翳む

④ 寂寥

⑤ 微睡（ひらがな４文字で）

⑥ 硲

⑦ 眦

⑧ 曲尺（ひらがな５文字で）

⑨ 脹脛

⑩ 階（ひらがな４文字で）

⑪ 徒（ひらがな４文字で）

⑫ 窶れる

⑬ 為体

⑭ 千仭

⑮ 灼か

⑯ 俚諺

① ひとしきり
一時期盛んに続くこと。しばらくの間。ひとっきり。

② しゅんどう
虫などが、もぞもぞうごめくこと。力のないものが騒ぎ動くこと。

③ かすむ
ものがぼやけ、姿や形がはっきりと見えなくなること。

④ せきりょう
心が満ち足りずもの寂しく、ひっそりしているさま。侘(わび)しい様子。

⑤ まどろみ
少しの間、浅く寝入ること。まどろむこと。うとうとすること。

⑥ はざま
物と物、事と事の間の狭くなったところ。「生と死の硲」。

⑦ まなじり
目じり。「眦を決する」は、目を見開き、怒ったり決意したりするさま。

⑧ かねじゃく
大工が使う、直角に折れ曲がった金属製のものさし。かねざし。

⑨ ふくらはぎ
人間の足の一部。「ふくら」とは、ふっくらしているの意。

⑩ きざはし
階段の古語または雅語的表現。多層の建築物の一つの層のこと。

⑪ いたずら
存在や行動が役に立たないさま。することもなくひまな様子。

⑫ やつれる
病気や疲労などで痩せ衰えてしまうこと。みすぼらしくなること。

⑬ ていたらく
様子。現代では好ましくない状態に対して自嘲を込めて使う。

⑭ せんじん
山などが非常に高く、また谷などが極めて深いこと。ちひろ。

⑮ あらたか
神仏の力が著しくよく効くこと。効き目が著しいこと。

⑯ りげん
世間に古くから言い伝えられてきたことわざ。知恵、教訓。

漢字の読みを答えてください。

① 欽む

② 蘖

③ 誣告

④ 蟒

⑤ 夙に

⑥ 無聊

⑦ 贐

⑧ 屡

⑨ 鬣

⑩ 齷齪

⑪ 区々（ひらがな４文字で）

⑫ お襁褓

⑬ 嫩葉

⑭ 冀う

⑮ 紅型

⑯ 琴瑟

①つつしむ
つつしむこと。うやまうこと。敬意を表す。

②もやし
小さい芽。麦芽など、穀物や豆の種から芽の出たもの。

③ぶこく
他人を陥れようと、わざと虚偽の事柄を伝えること。

④うわばみ
大きな蛇のこと。特にボア科の蛇をさすことが多い。

⑤つとに
早くから。ずっと前からその物事の存在が知られているさま。

⑥ぶりょう（むりょう）
退屈なこと。わだかまりがあって気が晴れず、楽しくないこと。

⑦はなむけ
旅などに出る人に贈る金銭や品物、詩歌など。餞別（せんべつ）。

⑧しばしば（しば）
たびたび。何度も。同じ行動や状態が繰り返されるさま。

⑨たてがみ
ウマ・ライオン・ハイエナなどの肩近くまで生えている長い毛。

⑩あくせく
目先のことにとらわれて、気持ちがせかせかするさま。

⑪まちまち
それぞれに違いがあること。一様でないこと。ばらばら。

⑫おむつ
幼児や病人の排泄物（はいせつぶつ）を取るために、腰から下に当てるもの。おしめ。

⑬わかば
新芽の葉。若葉のこと。「どんよう」とも読みます。

⑭こいねがう
強く願い、望むこと。切望すること。「乞い願う」とも書きます。

⑮びんがた
沖縄の伝統的な染色技法の一つ。起源は13世紀と言われています。

⑯きんしつ
琴と瑟（しつ）（大型の琴）のこと。夫婦仲がとても睦まじいことの例え。

● **参考文献**

『広辞苑 第六版』岩波書店／『大辞林 第三版』三省堂／『新明解四字熟語辞典 第二版』三省堂／『漢検 四字熟語辞典 第二版』日本漢字能力検定協会／『新明解故事ことわざ辞典 第二版』三省堂／『岩波 ことわざ辞典』岩波書店／『日本語源大辞典』小学館

編著　朝日脳活ブックス編集部

【スタッフ】
編集協力　楠本和子・坂巻文香・荒木睦子（オフィス303）
カバーデザイン　VACクリエイティブ
本文デザイン　淺田有季（オフィス303）
イラスト　江口修平
校正　若井田義高

朝日脳活ブックス
思いだしトレーニング　間違いやすい漢字・熟語

発行者　須田剛
発行所　朝日新聞出版
〒104-8011　東京都中央区築地5－3－2
電話　(03)5541-8996（編集）
(03)5540-7793（販売）
印刷所　中央精版印刷株式会社

Published in Japan by Asahi Shimbun Publications Inc.
ISBN 978-4-02-333162-4

定価はカバーに表示してあります。
落丁・乱丁の場合は弊社業務部（電話03-5540-7800）へご連絡ください。
送料弊社負担にてお取り替えいたします。